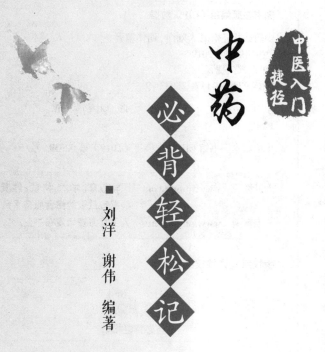

中医入门捷径

中药

必背轻松记

■ 刘洋 谢伟 编著

U0295066

人民卫生出版社

图书在版编目（CIP）数据

中药必背轻松记 / 刘洋，谢伟编著 . —北京：人民卫生出版社，2019
（中医入门捷径）
ISBN 978 – 7 – 117 – 28083 – 9

Ⅰ.①中… Ⅱ.①刘…②谢… Ⅲ.①中药学 Ⅳ.
① R28

中国版本图书馆 CIP 数据核字（2019）第 026391 号

| 人卫智网 | www.ipmph.com | 医学教育、学术、考试、健康，购书智慧智能综合服务平台 |
| 人卫官网 | www.pmph.com | 人卫官方资讯发布平台 |

中医入门捷径
中药必背轻松记

编　　著：刘　洋　谢　伟
出版发行：人民卫生出版社（中继线 010-59780011）
地　　址：北京市朝阳区潘家园南里 19 号
邮　　编：100021
E - mail：pmph @ pmph.com
购书热线：010-59787592　010-59787584　010-65264830
印　　刷：三河市潮河印业有限公司
经　　销：新华书店
开　　本：787 × 1092　1/32　　印张：15.5
字　　数：268 千字
版　　次：2019 年 3 月第 1 版　2019 年 3 月第 1 版第 1 次印刷
标准书号：ISBN 978-7-117-28083-9
定　　价：58.00 元
打击盗版举报电话：010-59787491　E-mail：WQ @ pmph.com
（凡属印装质量问题请与本社市场营销中心联系退换）

内 容 提 要

　　本书以新版教材《中药学》为底本，结合作者多年教学经验，着重提炼中药学重要知识点，包括教学重点及常见考点，同时配合图表解，便于记忆。书中加下划线内容为中药学考点、重点，要求深入学习掌握。本书旨在为中医初学者提供一条快速入门之捷径。

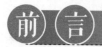

前言

　　近些年国家对于中医药事业的发展逐步重视，伴随着《中华人民共和国中医药法》的出台，国内外掀起了一股学习中医中药的热潮。中药学是全国中医院校专业课程体系中的主干课程，是中医学的核心内容之一，但很多初学者，尤其是西学中的同行们，对背诵中药有一定困难。

　　《中药必背轻松记》以新版《中药学》教材为底本，通过歌诀形式解决中药的记忆问题。编者根据多年教学及临床经验，紧扣教材，着重提炼中药学的重要知识点编写本书。编者从药物多角度出发，编写了相似药物的鉴别对照、单个药物的精炼解析和朗朗上口的速记歌诀，以期帮助读者们理解记忆，方便高效地掌握更多内容。值得读者朋友注意的是，依据教学大纲，全书中★为掌握药、▲为熟悉药、○为了解药，下划线内容为考点、重点，要求深入学习掌握。

　　本书可作为中医院校本专科学生的应试助学参考书，也可以作为中医药爱好者的学习用书。

由于编者知识和经验有限，难免存在不足之处，敬请同行及读者批评指正。本书承天津中医药大学肖隆灏、于亚君两位同学的协助，特此感谢。希望本书的出版，可以为中药初学者提供一条快速入门之捷径。

杏林春暖，育本草以丰悠悠华夏；橘井飘香，行草药而至汤汤大洋。

编 者

2018 年 10 月

目 录

第一章　解表药 / 1

第一节　发散风寒药 ……………………………………2

★麻黄　Máhuáng（《神农本草经》）…………………2

★桂枝　Guìzhī（《名医别录》）…………………………4

★紫苏叶　Zǐsūyè（《名医别录》）………………………6

▲生姜　Shēngjiāng（《名医别录》）……………………8

▲香薷　Xiāngrú（《名医别录》）………………………9

★荆芥　Jīngjiè（《神农本草经》）………………………11

★防风　Fángfēng（《神农本草经》）……………………12

★羌活　Qiānghuó（《神农本草经》）……………………14

★白芷　Báizhǐ（《神农本草经》）………………………15

▲细辛　Xìxīn（《神农本草经》）………………………17

▲藁本　Gǎoběn（《神农本草经》）……………………19

▲苍耳子　Cāng'ěrzǐ（《神农本草经》）…………………21

▲辛夷　Xīnyí（《神农本草经》）………………………22

○葱白　Cōngbái（《神农本草经》）……………………23

○胡荽　Húsuī（《食疗本草》）…………………………24

第二节　发散风热药················25

★薄荷　Bòhe(《新修本草》)·············25

★牛蒡子　Niúbàngzǐ(《名医别录》)·········27

▲蝉蜕　Chántuì(《名医别录》)···········29

★桑叶　Sāngyè(《神农本草经》)··········31

★菊花　Júhuā(《神农本草经》)··········33

▲蔓荆子　Mànjīngzǐ(《神农本草经》)······35

★柴胡　Cháihú(《神农本草经》)·········36

▲升麻　Shēngmá(《神农本草经》)·········38

★葛根　Gěgēn(《神农本草经》)·········40

○淡豆豉　Dàndòuchǐ(《名医别录》)·······43

第二章　清热药 / 44

第一节　清热泻火药············45

★石膏　Shígāo(《神农本草经》)·········45

★知母　Zhīmǔ(《神农本草经》)·········47

▲芦根　Lúgēn(《名医别录》)···········49

▲天花粉　Tiānhuāfěn(《神农本草经》)······51

▲淡竹叶　Dànzhúyè(《本草纲目》)········53

★栀子　Zhīzǐ(《神农本草经》)··········54

★夏枯草　Xiàkūcǎo(《神农本草经》)······56

▲决明子　Juémíngzǐ(《神农本草经》)······57

第二节　清热燥湿药············58

★黄芩　Huángqín(《神农本草经》)········58

★黄连　　Huánglián(《神农本草经》)·········60

★黄柏　　Huángbò(《神农本草经》)··········62

▲龙胆　　Lóngdǎn(《神农本草经》)··········64

○秦皮　　Qínpí(《神农本草经》)············65

▲苦参　　Kǔshēn(《神农本草经》)···········67

○白鲜皮　Báixiānpí(《神农本草经》)·········68

第三节　清热解毒药·······························70

★金银花　Jīnyínhuā(《新修本草》)··········70

★连翘　　Liánqiào(《神农本草经》)··········72

▲穿心莲　Chuānxīnlián(《岭南采药录》)······74

▲大青叶　Dàqīngyè(《名医别录》)···········76

★板蓝根　Bǎnlángēn(《新修本草》)··········77

▲青黛　　Qīngdài(《药性论》)··············78

▲贯众　　Guànzhòng(《神农本草经》)········80

★蒲公英　Púgōngyīng(《新修本草》)·········82

○紫花地丁　Zǐhuādìdīng(《本草纲目》)·······83

▲野菊花　Yějúhuā(《本草正》)·············84

○重楼　　Chónglóu(《神农本草经》)·········85

▲土茯苓　Tǔfúlíng(《本草纲目》)···········86

★鱼腥草　Yúxīngcǎo(《名医别录》)··········87

○大血藤　Dàxuèténg(《本草图经》)··········88

○败酱草　Bàijiàngcǎo(《神农本草经》)·······89

★射干　　Shègān(《神农本草经》)···········90

▲山豆根　Shāndòugēn(《开宝本草》)·········91

★白头翁　Báitóuwēng(《神农本草经》)·······92

○半边莲　Bànbiānlián(《本草纲目》)·········93

▲白花蛇舌草　Báihuāshéshécǎo

（《广西中药志》）··94

▲熊胆粉　Xióngdǎnfěn（《新修本草》）······95

第四节　清热凉血药·····································96

★生地黄　Shēngdìhuáng（《神农本草经》）······96

★玄参　Xuánshēn（《神农本草经》）······98

★牡丹皮　Mǔdānpí（《神农本草经》）······100

★赤芍　Chìsháo（《开宝本草》）······102

▲紫草　Zǐcǎo（《神农本草经》）······104

▲水牛角　Shuǐniújiǎo（《名医别录》）······105

第五节　清虚热药·····································106

★青蒿　Qīnghāo（《神农本草经》）······106

○白薇　Báiwēi（《神农本草经》）······108

★地骨皮　Dìgǔpí（《神农本草经》）······109

▲银柴胡　Yíncháihú（《本草纲目》）······110

▲胡黄连　Húhuánglián（《新修本草》）······111

第三章　泻下药 / 112

第一节　攻下药·····································113

★大黄　Dàhuáng《神农本草经》······113

★芒硝　Mángxiāo《名医别录》······115

○番泻叶　Fānxièyè《饮片新参》······117

○芦荟　Lúhuì《药性论》······118

第二节　润下药 ·························· 119

○火麻仁　Huǒmárén《神农本草经》········ 119

○郁李仁　Yùlǐrén《神农本草经》·········· 120

○松子仁　Sōngzǐrén《开宝本草》········· 121

第三节　峻下逐水药 ···················· 122

▲甘遂　Gānsuí（《神农本草经》）·········· 122

○京大戟　Jīngdàjǐ《神农本草经》········· 124

○芫花　Yuánhuā《神农本草经》·········· 125

○商陆　Shānglù《神农本草经》·········· 127

○牵牛子　Qiānniúzǐ《名医别录》········· 128

▲巴豆霜　Bādòushuāng《神农本草经》····· 129

第四章　祛风湿药 / 131

第一节　祛风寒湿药 ···················· 132

★独活　Dúhuó（《神农本草经》）·········· 132

★威灵仙　Wēilíngxiān（《新修本草》）······ 134

▲川乌　Chuānwū（《神农本草经》）········ 135

★蕲蛇　Qíshé（《雷公炮炙论》）·········· 137

▲乌梢蛇　Wūshāoshé（《药性论》）······· 138

★木瓜　Mùguā（《名医别录》）·········· 140

第二节　祛风湿热药 ···················· 141

★秦艽　Qínjiāo（《神农本草经》）········· 141

★防己　Fángjǐ（《神农本草经》）·········· 143

○豨莶草　Xīxiāncǎo（《新修本草》）······· 144

○络石藤　Luòshíténg(《神农本草经》)·············145

○雷公藤　Léigōngténg(《本草纲目拾遗》)·········146

○老鹳草　Lǎoguàncǎo(《救荒本草》)·············148

第三节　祛风湿强筋骨药·············149

▲五加皮　Wǔjiāpí(《神农本草经》)·············149

★桑寄生　Sāngjìshēng(《神农本草经》)·········151

○狗脊　Gǒujǐ(《神农本草经》)·············152

第五章　化湿药 / 153

★广藿香　Guǎnghuòxiāng(《名医别录》)·········154

○佩兰　Pèilán(《神农本草经》)·············155

★苍术　Cāngzhú(《神农本草经》)·············156

★厚朴　Hòupò《神农本草经》)·············157

▲砂仁　Shārén(《药性论》)·············159

▲豆蔻　Dòukòu(《名医别录》)·············161

○草果　Cǎoguǒ(《饮膳正要》)·············163

第六章　利水渗湿药 / 164

第一节　利水消肿药·············165

★茯苓　Fúlíng(《神农本草经》)·············165

★薏苡仁　Yìyǐrén(《神农本草经》)·············167

▲猪苓　Zhūlíng(《神农本草经》)·············169

★泽泻　Zéxiè(《神农本草经》)·············171

○香加皮　Xiāngjiāpí(《中药志》)·············172

第二节　利尿通淋药······························173

★车前子　Chēqiánzǐ(《神农本草经》)······173

▲滑石　Huáshí(《神农本草经》)············175

▲木通　Mùtōng(《神农本草经》)···········176

○瞿麦　Qúmài(《神农本草经》)············177

○地肤子　Dìfūzǐ(《神农本草经》)··········178

○海金沙　Hǎijīnshā(《嘉祐本草》)·········179

▲石韦　Shíwéi(《神农本草经》)············181

○萆薢　Bìxiè(《神农本草经》)·············182

第三节　利湿退黄药······························183

★茵陈　Yīnchén(《神农本草经》)···········183

★金钱草　Jīnqiáncǎo(《本草纲目拾遗》)·····185

★虎杖　Hǔzhàng(《名医别录》)············186

第七章　温里药 / 188

★附子　Fùzǐ(《神农本草经》)·············189

★干姜　Gānjiāng(《神农本草经》)··········191

★肉桂　Ròuguì(《神农本草经》)···········192

★吴茱萸　Wúzhūyú(《神农本草经》)········195

▲小茴香　Xiǎohuíxiāng(《新修本草》)······196

▲丁香　Dīngxiāng(《雷公炮炙论》)·········198

▲高良姜　Gāoliángjiāng(《名医别录》)······199

○胡椒　Hújiāo(《新修本草》)·············200

▲花椒　Huājiāo(《神农本草经》)··········201

○荜茇　Bìbá(《新修本草》)··············203

○荜澄茄　Bìchéngqié（《雷公炮炙论》）··········204

第八章　理气药 / 205

★陈皮　Chénpí（《神农本草经》）··········206

▲青皮　Qīngpí（《本草图经》）··········208

★枳实　Zhǐshí（《神农本草经》）··········210

★木香　Mùxiāng（《神农本草经》）··········212

▲沉香　Chénxiāng（《名医别录》）··········214

○檀香　Tánxiāng（《名医别录》）··········215

▲川楝子　Chuānliànzǐ（《神农本草经》）··········216

○乌药　Wūyào（《本草拾遗》）··········217

○荔枝核　Lìzhīhé（《本草衍义》）··········218

★香附　Xiāngfù（《名医别录》）··········219

○佛手　Fóshǒu（《滇南本草》）··········222

▲薤白　Xièbái（《神农本草经》）··········223

○柿蒂　Shìdì（《本草拾遗》）··········224

第九章　消食药 / 225

★山楂　Shānzhā（《本草经集注》）··········226

★六神曲　Liùshénqū（《药性论》）··········227

★麦芽　Màiyá（《药性论》）··········228

▲莱菔子　Láifúzǐ（《日华子本草》）··········230

▲鸡内金　Jī'nèijīn（《神农本草经》）··········232

第十章　驱虫药 / 233

★使君子　Shǐjūnzǐ(《开宝本草》)⋯⋯⋯⋯⋯234

★苦楝皮　Kǔliànpí(《名医别录》)⋯⋯⋯⋯⋯235

★槟榔　Bīngláng(《名医别录》)⋯⋯⋯⋯⋯⋯236

▲南瓜子　Nánguāzǐ(《现代实用中药学》)⋯⋯238

▲鹤草芽　Hècǎoyá(《中华医学杂志》)⋯⋯⋯239

▲雷丸　Léiwán(《神农本草经》)⋯⋯⋯⋯⋯⋯240

第十一章　止血药 / 241

第一节　凉血止血药⋯⋯⋯⋯⋯⋯⋯⋯⋯⋯242

★小蓟　Xiǎojì(《名医别录》)⋯⋯⋯⋯⋯⋯⋯242

▲大蓟　Dàjì(《名医别录》)⋯⋯⋯⋯⋯⋯⋯⋯243

▲槐花　Huáihuā(《日华子本草》)⋯⋯⋯⋯⋯245

★地榆　Dìyú(《神农本草经》)⋯⋯⋯⋯⋯⋯⋯247

▲侧柏叶　Cèbǎiyè(《名医别录》)⋯⋯⋯⋯⋯249

▲白茅根　Báimáogēn(《神农本草经》)⋯⋯⋯250

○苎麻根　Zhùmágēn(《名医别录》)⋯⋯⋯⋯252

第二节　化瘀止血药⋯⋯⋯⋯⋯⋯⋯⋯⋯⋯253

★三七　Sānqī(《本草纲目》)⋯⋯⋯⋯⋯⋯⋯253

★茜草　Qiàncǎo(《神农本草经》)⋯⋯⋯⋯⋯255

▲蒲黄　Púhuáng(《神农本草经》)⋯⋯⋯⋯⋯256

第三节　收敛止血药⋯⋯⋯⋯⋯⋯⋯⋯⋯⋯257

★白及　Báijí(《神农本草经》)⋯⋯⋯⋯⋯⋯⋯257

○仙鹤草　Xiānhècǎo(《图经本草》)·············258

○棕榈炭　Zōnglǘtàn(《本草拾遗》)·············260

第四节　温经止血药·············261

★艾叶　Àiyè(《名医别录》)·············261

○炮姜　Páojiāng(《珍珠囊》)·············263

第十二章　活血化瘀药 / 265

第一节　活血止痛药·············266

★川芎　Chuānxiōng(《神农本草经》)·············266

★延胡索　Yánhúsuǒ(《雷公炮炙论》)·············267

★郁金　Yùjīn(《药性论》)·············268

▲姜黄　Jiānghuáng(《新修本草》)·············269

▲乳香　Rǔxiāng(《名医别录》)·············271

○没药　Mòyào(《开宝本草》)·············272

○五灵脂　Wǔlíngzhī(《开宝本草》)·············273

第二节　活血调经药·············274

★丹参　Dānshēn(《神农本草经》)·············274

★红花　Hónghuā(《新修本草》)·············276

★桃仁　Táorén(《神农本草经》)·············277

★益母草　Yìmǔcǎo(《神农本草经》)·············278

★牛膝　Niúxī(《神农本草经》)·············279

○鸡血藤　Jīxuèténg(《本草纲目拾遗》)·············281

第三节　活血疗伤药·············282

★土鳖虫　Tǔbiēchóng(《神农本草经》)·············282

★马钱子　Mǎqiánzǐ(《本草纲目》)⋯⋯⋯⋯283

○自然铜　Zìrántóng(《雷公炮炙论》)⋯⋯⋯284

○骨碎补　Gǔsuìbǔ(《药性论》)⋯⋯⋯⋯⋯285

○血竭　Xuèjié(《雷公炮炙论》)⋯⋯⋯⋯⋯286

第四节　破血消癥药⋯⋯⋯⋯⋯⋯⋯⋯⋯**287**

★莪术　Ézhú(《药性论》)⋯⋯⋯⋯⋯⋯⋯⋯287

○三棱　Sānléng(《本草拾遗》)⋯⋯⋯⋯⋯289

★水蛭　Shuǐzhì(《神农本草经》)⋯⋯⋯⋯⋯290

○穿山甲　Chuānshānjiǎ(《名医别录》)⋯⋯291

第十三章　化痰止咳平喘药 / 293

第一节　温化寒痰药⋯⋯⋯⋯⋯⋯⋯⋯⋯ 294

★半夏　Bànxià(《神农本草经》)⋯⋯⋯⋯⋯294

▲天南星　Tiānnánxīng(《神农本草经》)⋯⋯296

○白附子　Báifùzǐ(《中药志》)⋯⋯⋯⋯⋯⋯298

○白芥子　Báijièzǐ(《新修本草》)⋯⋯⋯⋯⋯299

○皂荚　Zàojiá(《神农本草经》)⋯⋯⋯⋯⋯300

○旋覆花　Xuánfùhuā(《神农本草经》)⋯⋯⋯301

○白前　Báiqián(《名医别录》)⋯⋯⋯⋯⋯⋯302

第二节　清化热痰药⋯⋯⋯⋯⋯⋯⋯⋯⋯ 303

★川贝母　Chuānbèimǔ(《神农本草经》)⋯⋯303

★浙贝母　Zhèbèimǔ(《轩岐救正论》)⋯⋯⋯304

★瓜蒌　Guālóu(《神农本草经》)⋯⋯⋯⋯⋯306

▲竹茹　Zhúrú(《本草经集注》)⋯⋯⋯⋯⋯⋯307

○竹沥　Zhúlì（《名医别录》）⋯⋯⋯⋯⋯⋯⋯308

○天竺黄　Tiānzhúhuáng（《蜀本草》）⋯⋯⋯⋯309

○前胡　Qiánhú（《雷公炮炙论》）⋯⋯⋯⋯⋯⋯310

★桔梗　Jiégěng（《神农本草经》）⋯⋯⋯⋯⋯⋯312

○海藻　Hǎizǎo（《神农本草经》）⋯⋯⋯⋯⋯⋯313

○昆布　Kūnbù（《名医别录》）⋯⋯⋯⋯⋯⋯⋯314

○黄药子　Huángyàozǐ（《滇南本草》）⋯⋯⋯⋯315

○海蛤壳　Hǎigéqiào（《神农本草经》）⋯⋯⋯⋯316

第三节　止咳平喘药⋯⋯⋯⋯⋯⋯⋯⋯⋯⋯⋯318

★苦杏仁　Kǔxìngrén（《神农本草经》）⋯⋯⋯⋯318

★紫苏子　Zǐsūzǐ（《本草经集注》）⋯⋯⋯⋯⋯319

★百部　Bǎibù（《名医别录》）⋯⋯⋯⋯⋯⋯⋯320

▲紫菀　Zǐwǎn（《神农本草经》）⋯⋯⋯⋯⋯⋯321

▲款冬花　Kuǎndōnghuā（《神农本草经》）⋯⋯⋯322

▲马兜铃　Mǎdōulíng（《药性论》）⋯⋯⋯⋯⋯323

▲枇杷叶　Pípáyè（《名医别录》）⋯⋯⋯⋯⋯⋯324

★桑白皮　Sāngbáipí（《神农本草经》）⋯⋯⋯⋯325

★葶苈子　Tínglìzǐ（《神农本草经》）⋯⋯⋯⋯⋯326

▲白果　Báiguǒ（《日用本草》）⋯⋯⋯⋯⋯⋯⋯328

第十四章　安神药 / 329

第一节　重镇安神药⋯⋯⋯⋯⋯⋯⋯⋯⋯⋯⋯330

★朱砂　Zhūshā（《神农本草经》）⋯⋯⋯⋯⋯⋯330

★磁石　Císhí（《神农本草经》）⋯⋯⋯⋯⋯⋯⋯332

★龙骨　Lónggǔ（《神农本草经》）⋯⋯⋯⋯⋯⋯334

▲琥珀　Hǔpò(《名医别录》)·······················336

第二节　养心安神药·····································337

★酸枣仁　Suānzǎorén(《神农本草经》)·········337

▲柏子仁　Bǎizǐrén(《神农本草经》)·············338

○首乌藤　Shǒuwūténg(《何首乌传》)···········340

○合欢皮　Héhuānpí(《神农本草经》)···········341

▲远志　Yuǎnzhì(《神农本草经》)···············342

第十五章　平肝息风药 / 344

第一节　平抑肝阳药·····································345

★石决明　Shíjuémíng(《名医别录》)·············345

○珍珠母　Zhēnzhūmǔ(《本草图经》)···········347

★牡蛎　Mǔlì(《神农本草经》)···················349

★代赭石　Dàizhěshí(《神农本草经》)···········351

○刺蒺藜　Cìjílí(《神农本草经》)················353

第二节　息风止痉药·····································354

★羚羊角　Língyángjiǎo(《神农本草经》)·········354

★牛黄　Niúhuáng(《神农本草经》)·············356

★钩藤　Gōuténg(《名医别录》)·················358

★天麻　Tiānmá(《神农本草经》)···············359

▲地龙　Dìlóng(《神农本草经》)················361

▲全蝎　Quánxiē(《蜀本草》)···················363

▲蜈蚣　Wúgōng(《神农本草经》)·············364

▲僵蚕　Jiāngcán(《神农本草经》)··············366

第十六章　开窍药 / 367

★麝香　Shèxiāng(《神农本草经》)⋯⋯⋯⋯⋯⋯ 368

▲冰片　Bīngpiàn(《新修本草》)⋯⋯⋯⋯⋯⋯⋯ 370

○苏合香　Sūhéxiāng(《名医别录》)⋯⋯⋯⋯⋯ 371

★石菖蒲　Shíchāngpú(《神农本草经》)⋯⋯⋯⋯ 372

第十七章　补虚药 / 373

第一节　补气药⋯⋯⋯⋯⋯⋯⋯⋯⋯⋯⋯⋯⋯⋯ 374

★人参　Rénshēn(《神农本草经》)⋯⋯⋯⋯⋯⋯ 374

▲西洋参　Xīyángshēn(《增订本草备要》)⋯⋯⋯ 376

★党参　Dǎngshēn(《增订本草备要》)⋯⋯⋯⋯⋯ 377

○太子参　Tàizǐshēn(《中国药用植物志》)⋯⋯⋯ 379

★黄芪　Huángqí(《神农本草经》)⋯⋯⋯⋯⋯⋯ 380

★白术　Báizhú(《神农本草经》)⋯⋯⋯⋯⋯⋯⋯ 382

▲山药　Shānyào(《神农本草经》)⋯⋯⋯⋯⋯⋯ 384

○白扁豆　Báibiǎndòu(《名医别录》)⋯⋯⋯⋯⋯ 385

★甘草　Gāncǎo(《神农本草经》)⋯⋯⋯⋯⋯⋯⋯ 386

▲大枣　Dàzǎo(《神农本草经》)⋯⋯⋯⋯⋯⋯⋯ 388

○蜂蜜　Fēngmì(《神农本草经》)⋯⋯⋯⋯⋯⋯⋯ 389

第二节　补阳药⋯⋯⋯⋯⋯⋯⋯⋯⋯⋯⋯⋯⋯⋯ 391

★鹿茸　Lùróng(《神农本草经》)⋯⋯⋯⋯⋯⋯⋯ 391

▲紫河车　Zǐhéchē(《本草拾遗》)⋯⋯⋯⋯⋯⋯ 393

★淫羊藿　Yínyánghuò(《神农本草经》)⋯⋯⋯⋯ 395

▲巴戟天　Bājǐtiān（《神农本草经》）··················396

★杜仲　Dùzhòng（《神农本草经》）··················397

★续断　Xùduàn（《神农本草经》）··················398

○肉苁蓉　Ròucōngróng（《神农本草经》）··················399

▲补骨脂　Bǔgǔzhī（《药性论》）··················400

▲益智仁　Yìzhìrén（《本草拾遗》）··················401

★菟丝子　Tùsīzǐ（《神农本草经》）··················402

○沙苑子　Shāyuànzǐ（《本草衍义》）··················404

○蛤蚧　Géjiè（《雷公炮炙论》）··················405

○冬虫夏草　Dōngchóngxiàcǎo（《本草从新》）····406

第三节　补血药··················407

★当归　Dāngguī（《神农本草经》）··················407

★熟地黄　Shúdìhuáng（《本草拾遗》）··················409

★白芍　Báisháo（《神农本草经》）··················410

★阿胶　Ējiāo（《神农本草经》）··················412

★何首乌　Héshǒuwū（《日华子本草》）··················413

第四节　补阴药··················415

★南沙参　Nánshāshēn（《神农本草经》）··················415

★北沙参　Běishāshēn（《本草汇言》）··················416

○百合　Bǎihé（《神农本草经》）··················417

★麦冬　Màidōng（《神农本草经》）··················418

▲天冬　Tiāndōng（《神农本草经》）··················419

▲石斛　Shíhú（《神农本草经》）··················421

▲玉竹　Yùzhú（《神农本草经》）··················422

○黄精　Huángjīng（《名医别录》）··················423

▲枸杞子　Gǒuqǐzǐ（《神农本草经》）·············· 425

○墨旱莲　Mòhànlián（《新修本草》）·············· 426

○女贞子　Nǚzhēnzǐ（《神农本草经》）·············· 427

★龟甲　Guījiǎ（《神农本草经》）·············· 428

★鳖甲　Biējiǎ（《神农本草经》）·············· 430

第十八章　收涩药 / 432

第一节　固表止汗药·············· 433

○麻黄根　Máhuánggēn（《本草经集注》）·············· 433

○浮小麦　Fúxiǎomài（《本草蒙筌》）·············· 435

第二节　敛肺涩肠药·············· 436

★五味子　Wǔwèizǐ（《神农本草经》）·············· 436

★乌梅　Wūméi（《神农本草经》）·············· 438

○五倍子　Wǔbèizǐ（《本草拾遗》）·············· 440

▲诃子　Hēzǐ（《药性论》）·············· 442

▲肉豆蔻　Ròudòukòu（《药性论》）·············· 443

○赤石脂　Chìshízhī（《神农本草经》）·············· 444

第三节　固精缩尿止带药·············· 445

★山茱萸　Shānzhūyú（《神农本草经》）·············· 445

▲覆盆子　Fùpénzǐ（《名医别录》）·············· 447

★桑螵蛸　Sāngpiāoxiāo（《神农本草经》）·············· 448

▲海螵蛸　Hǎipiāoxiāo（《神农本草经》）·············· 449

▲莲子　Liánzǐ（《神农本草经》）·············· 451

▲芡实　Qiànshí（《神农本草经》）·············· 452

第十九章　涌吐药 / 454

○常山　Chángshān(《神农本草经》)·················455
○瓜蒂　Guādì(《神农本草经》)·················456

第二十章　攻毒杀虫止痒药 / 457

★雄黄　Xiónghuáng(《神农本草经》)·················458
★硫黄　Liúhuáng(《神农本草经》)·················459
○白矾　Báifán(《神农本草经》)·················461
○蛇床子　Shéchuángzǐ(《神农本草经》)·················462
○土荆皮　Tǔjīngpí(《本草纲目拾遗》)·················464
○蜂房　Fēngfáng(《神农本草经》)·················465
○蟾酥　Chánsū(《药性本草》)·················466

第二十一章　拔毒化腐生肌药 / 467

★红粉　Hóngfěn(《外科大成》)·················468
○砒石　Pīshí(《日华子本草》)·················469
○炉甘石　Lúgānshí(《本草品汇精要》)·················471
○硼砂　Péngshā(《日华子本草》)·················472

第一章

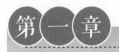

解 表 药

　　凡以发散表邪为主要作用，治疗表证的药物，称为解表药。

　　解表药分为发散风寒药和发散风热药。

　　解表药多味辛发散而无毒，主入肺、膀胱经，善行肌表，能使表邪通过发汗仍从肌表而解。适用于以下病证。

　　1. 主治外感表证之恶寒发热，头身疼痛，无汗或有汗不畅，脉浮等。

　　2. 兼能平喘、利水、透疹、止痛、消疮等，可用治咳喘、水肿、麻疹、风疹、风湿痹痛、疮疡初起等兼有表证者。

　　应用解表药首要辨别表证寒热，还应随证配伍清热解毒药、化痰止咳药、补益药等。

　　解表药入汤剂不宜久煎，使用发汗力较强的药物时，不能过量过久。忌用于多汗及热病后期津液耗损者，慎用于久患疮疡、淋病及失血者。

★麻黄　Máhuáng

（《神农本草经》）

速记歌诀

麻黄味辛，表汗力强，
能疗喘肿，有汗勿尝。

【性能】辛、微苦，温。归肺、膀胱经。

【功效】发汗解表，宣肺平喘，利水消肿。

【应用】

功效	主治
发汗解表	风寒感冒
宣肺平喘	胸闷喘咳
利水消肿	风水水肿
补充：散寒通滞	风寒痹证，阴疽，痰核

解析：麻黄为"发表第一药"，有较强的发汗和平喘力，又可利水消肿，为"发汗解表"和"治疗肺气壅遏喘咳"之要药。本品辛散苦降温通，能宣肺气，开毛窍而发汗解表，治疗外感风寒表实无汗证，常配桂枝、杏仁、甘草，如麻黄汤；亦能宣畅肺气以平喘，用治肺热喘咳，常配杏仁、石膏、甘草，如麻杏石甘汤；

又能通调水道，利水消肿，用于风水水肿。此外，本品还能散寒通滞，用于风寒痹证，阴疽，痰核。

【用法用量】煎服，2~10g。发汗解表宜生用，止咳平喘多蜜炙用。

【使用注意】本品发汗宣肺力强，凡素体虚弱而自汗、盗汗、虚喘者，均慎服。

★桂枝 Guīzhī

《名医别录》

速记歌诀

桂枝辛甘，走表解肌，
行血助阳，痛痹能医。

【性能】辛、甘、温。归心、肺、膀胱经。

【功效】发汗解肌，温通经脉，助阳化气，平冲降逆。

【应用】

功效	主治
发汗解肌	风寒感冒
温通经脉	寒凝血滞诸痛证
助阳化气 平冲降逆	痰饮，蓄水证
	心悸，奔豚

解析：桂枝发汗之力弱于麻黄，长于温经脉、助阳气。本品辛温发散，甘温助阳，能发汗解肌，温助卫阳，用治外感风寒，不论表实无汗、表虚有汗及阳虚受寒者。若治外感风寒，表虚有汗者，常配白芍、甘草，如桂枝汤；亦能温通经脉，散寒止痛，用治寒凝血滞诸痛证，如胸痹心痛、脘腹冷痛、血寒经闭、关节痹痛等；又能助阳化气，温通脾肾之阳气而消除痰饮水湿，用治痰饮、水肿，若治脾阳不振，水

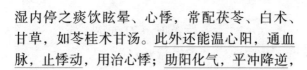

湿内停之痰饮眩晕、心悸，常配茯苓、白术、甘草，如苓桂术甘汤。此外还能温心阳，<u>通血脉，止悸动</u>，用治心悸；<u>助阳化气，平冲降逆</u>，用治奔豚。

【用法用量】煎服，3~10g。

【使用注意】本品辛温助热，易伤阴动血，凡外感热病、阴虚火旺、血热证等均忌用。孕妇及月经过多者慎用。

【鉴别用药】

药名	共性		个性	
	功效	作用特点	功效	作用特点
麻黄	发汗解表	善于宣肺气、开腠理、透毛窍而发汗解表，发汗力强，适于表实无汗证	宣肺平喘利水消肿	胸闷喘咳风水水肿
桂枝	发汗解肌	善于宣卫阳、畅营血于肌表而发汗解肌，发汗力较麻黄为缓，无论表实无汗、表虚有汗证均宜	温通经脉助阳化气平冲降逆	寒凝血滞诸痛证痰饮、蓄水证心悸、奔豚

★紫苏叶 Zǐsūyè

《名医别录》

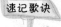

速记歌诀

苏叶发表，下气解毒，
梗下诸气，胀满宜服。

【性能】辛，温。归肺、脾经。

【功效】解表散寒，行气和胃。

【应用】

功效	主治
解表散寒	风寒感冒
行气和胃	脾胃气滞证
理气安胎	妊娠呕吐
补充：解鱼蟹毒	鱼蟹中毒

解析：紫苏叶发汗解表之力较缓，又可行气、安胎、解毒。本品辛散性温，外能解表散寒，内能行气宽中，风寒感冒轻证多单用，尤善治风寒表证兼有气滞胸闷，呕恶咳嗽者，或脾胃气滞所致胸脘胀满，恶心呕吐者，若治前者，常配香附、陈皮、甘草，如香苏饮；亦能理气安胎，治疗妊娠胎气上逆，胸闷呕吐，胎动不安者。此外，本品单用能解鱼蟹毒所致腹痛吐泻者。

【用法用量】煎服，5~10g。不宜久煎。

【附药】紫苏梗

为紫苏的茎。性味辛，温。归肺、脾经。功能理气宽中，止痛，安胎。适用于胸腹气滞、痞闷胀满、胸胁胀痛及胎动不安。煎服，5~10g。

▲生姜　Shēngjiāng

《名医别录》

速记歌诀

生姜性温，用以发散，
解毒开胃，咳呕可安。

【性能】辛，微温。归肺、脾、胃经。

【功效】解表散寒，温中止呕，温肺止咳，解毒。

【应用】

功效	主治
解表散寒	风寒感冒
温中止呕	脾胃寒证，胃寒呕吐
温肺止咳	寒痰咳嗽
解毒	解鱼蟹毒及半夏、天南星毒

解析：生姜药食两用，散寒解表力弱，长于止呕，素称"呕家圣药"，又可止咳、解毒。本品辛散温通，能发汗解表，多用治风寒感冒轻证，可单煎或配红糖、葱白煎服；亦有良好的温中止呕作用，可治脾胃寒证和胃寒呕吐；又能温肺化痰止咳，用治寒痰咳嗽，不论痰多痰少，有无外感风寒，皆可选用。此外，本品还能解鱼蟹毒及半夏、天南星毒。

【用法用量】煎服，3~10g；或捣汁服。

▲香薷 Xiāngrú

《名医别录》

速记歌诀

香薷微温，解表化湿，
祛暑和中，水肿可医。

【性能】辛，微温。归肺、脾、胃经。

【功效】发汗解表，化湿和中，利水消肿。

【应用】

功效	主治
发汗解表	外感风寒，内伤暑湿
化湿和中	
利水消肿	水肿，小便不利及脚气浮肿

解析：香薷功效似麻黄，而发汗力缓，长于化湿。本品辛温芳香，外能发汗解表而散寒，内能化湿和中而祛暑，多用于暑天外感风寒之恶寒发热、头痛无汗，内伤于湿之脘满纳差、腹痛吐泻者，该证多见于暑天贪凉饮冷之人，故前人称"香薷乃夏月解表之药"。本品又可发汗以散肌表水湿，兼能宣肺气，畅水道，以利水消肿，用治水肿、小便不利及脚气浮肿者。

【用法用量】煎服，3~10g。用于发表，量不宜过大，且不宜久煎；用于利水消肿，量宜稍大，且须浓煎。

【使用注意】本品辛温发汗之力较强，表虚

有汗及暑热证当忌用。

【鉴别用药】

药名	共性		个性	
	功效	作用特点	功效	作用特点
紫苏叶	散寒解表 解鱼蟹毒	外能解表散寒，内能行气宽中，发汗解表之力较缓和，适用于风寒感冒轻证，尤宜于风寒表证而兼见胸闷呕恶者	行气宽中 理气安胎	脾胃气滞证 胎动不安
生姜		散寒解表之力较弱，用于风寒感冒轻证	化痰止咳 温中止呕	善温中止呕，素有"呕家圣药"之称；能温肺化痰止咳，用于肺寒咳嗽，不论有无外感风寒，痰多痰少皆可；解半夏、天南星毒
香薷	发汗解表	外能发汗解表而散寒，内能化湿和中而祛暑，善治阴暑证，有"夏月麻黄"之称	利水消肿	多用于水肿兼有表证者及脚气浮肿者

★荆芥 Jīngjiè

（《神农本草经》）

速记歌诀

荆芥微温，能清头目，
疏风散疮，血止疹去。

【性能】辛，微温。归肺、肝经。

【功效】祛风解表，透疹，消疮；炒炭止血。

【应用】

功效	主治
祛风解表	感冒头痛
透疹	麻疹不透，风疹瘙痒
消疮	疮疡初起兼有表证
补充：炒炭止血	吐衄下血

解析：荆芥药性和缓，善散风邪，为发散风寒药中药性最为平和之品，又可透疹、消疮。本品辛散气香，能祛风解表，用于外感表证，无论风寒、风热或寒热不明显者均可；且质轻透散，能祛风止痒，宣散疹毒，用治麻疹不透、风疹瘙痒；亦能祛风透邪，散结消疮，用治疮疡初起兼有表证。本品炒炭，用治吐血、衄血等证。

【用法用量】煎服，5~10g，不宜久煎。发表透疹消疮宜生用；止血宜炒用。荆芥穗更长于祛风。

★防风 Fángfēng

(《神农本草经》)

速记歌诀

防风甘温，治风通用，
能止痉泻，可消痹痛。

【性能】辛、甘，微温。归膀胱、肝、脾经。

【功效】祛风解表，胜湿止痛，止痉。

【应用】

功效	主治
祛风解表 胜湿止痛	感冒头痛
	风疹瘙痒
	风湿痹痛
止痉	破伤风
补充：升清燥湿	泄泻

解析：防风药性平和，长于祛风，为治风通用之药，可散外风、息内风，兼可胜湿、止痉。本品辛散甘缓，能祛风解表，用治外感风寒、风热、风湿表证均可；兼能胜湿止痛，用治风湿痹痛；又能祛风止痒，常用治风疹瘙痒，尤宜于风寒、风热所致之瘾疹瘙痒，多配伍荆芥、羌活、蝉蜕等，如消风散；还能息风止痉，用治破伤风。此外，本品能升清燥湿，用治

泄泻。

【用法用量】煎服，5~10g。

【使用注意】本品药性偏温，阴血亏虚、热病动风者不宜使用。

【鉴别用药】

药名	共性		个性
	功效	作用特点	功效
荆芥	祛风解表	药性和缓，为发散风寒药中药性最为平和之品，用于外感表证，无论风寒、风热或寒热不明显者，均可广泛使用	透疹消疮炒炭止血
防风		为治风通用之药，外感风寒、风湿、风热表证均可配伍使用	胜湿止痛止痉

★羌活 Qiānghuó

（《神农本草经》）

速记歌诀

羌活辛温，能散风寒，
除湿通痹，头身痛除。

【性能】辛、苦，温。归膀胱、肾经。
【功效】解表散寒，祛风胜湿，止痛。
【应用】

功效	主治
解表散寒 祛风胜湿 止痛	风寒感冒，头痛项强
	风寒湿痹

解析：羌活气雄而烈，长于解表散寒，胜湿，止痛，为治风寒湿痹上半身疼痛之要药。本品气味雄烈升散，善散肌表游风及寒湿之邪，用治外感风寒夹湿而致头身痛项强者，若治风湿在表，头痛，腰脊痛或一身尽痛，常配独活、防风、川芎等，如羌活胜湿汤；亦能通利关节而止疼痛，用治风寒湿痹，以除头项肩背之痛见长。

【用法用量】煎服，3~10g。
【使用注意】本品辛香温燥之性较烈，故阴血亏虚者慎用。用量过多，易致呕吐，脾胃虚弱者不宜服。

★白芷 Báizhǐ

《神农本草经》

白芷散寒，通窍止痛，
止带消肿，排脓通用。

【性能】辛，温。归肺、胃、大肠经。

【功效】解表散寒，祛风止痛，宣通鼻窍，燥湿止带，消肿排脓。

【应用】

功效	主治
解表散寒	风寒感冒
祛风止痛	阳明头痛，眉棱骨痛，牙痛，风湿痹痛
宣通鼻窍	鼻渊，鼻衄
燥湿止带	带下证
消肿排脓	疮疡肿痛
补充：祛风止痒	风湿瘙痒

解析：白芷解表散寒之力较温和，长于通窍、止痛、止带，又可消肿、止痒，善治阳明头额痛、眉棱骨痛、牙痛等。本品辛温发散、芳香上达、能解表散寒、宣通鼻窍，用治风寒感冒之头痛鼻塞者或鼻衄、鼻渊；且本品辛散温通、长于止痛，善入足阳明胃经上行头面，

用治阳明经头额痛、眉棱骨痛、牙痛及风湿痹痛；亦可温燥除湿，善除阳明经湿邪而燥湿止带，用治带下过多证；且能散结消肿排脓，用治疮疡肿痛。此外，本品祛风止痒，可治皮肤风湿瘙痒。

【用法用量】煎服，3~10g。外用适量。

【使用注意】本品辛香温燥，阴虚血热者忌服。

▲细辛 Xìxīn

（《神农本草经》）

速记歌诀

细辛走窜，通窍止痛，
散寒化饮，风湿皆用。

【性能】辛，温。归心、肺、肾经。

【功效】解表散寒，祛风止痛，温肺化饮，通窍。

【应用】

功效	主治
解表散寒	风寒感冒
祛风止痛	头痛，牙痛，风湿痹痛
温肺化饮	痰饮咳喘
通窍	鼻渊，窍闭神昏

解析：细辛长于散寒邪，化寒饮，通鼻窍，且有较好的止痛作用。本品芳香气浓，性善走窜，散寒之力较强，既能入肺散表寒、温肺化饮，用治外感风寒之头身疼痛较甚者，或外感风寒而兼寒饮咳喘者；又能入肾除里寒，可治阳虚外感之恶寒、发热、脉反沉者；因其止痛之力颇强，尤宜于风寒之偏正头痛、牙痛、风湿痹痛等多种寒痛证；又善走窜，能宣通鼻窍，为治鼻渊之良药，常用治鼻渊之鼻塞头痛，时

流清涕者。此外，本品亦可外用治疗口舌生疮，用水调细辛末敷脐部，另以黄连汁涂患处；或研末吹鼻取嚏，有通关开窍醒神之功，用治神昏窍闭证。

【用法用量】煎服，1~3g；散剂每次服0.5~1g。外用适量。

【使用注意】本品辛香温散，故气虚多汗、阴虚阳亢头痛、阴虚燥咳或肺热咳嗽者忌用。不宜与藜芦同用。

【鉴别用药】

药名	共性		个性	
	功效	作用特点	功效	作用特点
白芷	散寒解表祛风止痛通窍	解表散寒之力较温和，长于通窍止痛，宜于风寒感冒之头痛鼻塞者；善治阳明经头额痛，眉棱骨痛及牙痛	燥湿止带 消肿排脓	善除阳明经湿邪而燥湿止带；用治疮疡初起或脓成难溃
细辛		散寒之力较强，能散表寒，宜于外感风寒之头身疼痛较甚者；又能除里寒，可治阳虚外感之恶寒、发热、脉反沉者；止痛之力颇强，尤宜于风寒之偏正头痛、牙痛、风湿痹痛等多种寒痛证；为治鼻渊之良药	温肺化饮	尤宜于外感风寒而兼寒饮咳喘者

▲藁本　Gǎoběn

（《神农本草经》）

速记歌诀

藁本除风，善达巅顶，
头痛效佳，寒湿可屏。

【性能】辛，温。归膀胱经。

【功效】祛风散寒，除湿止痛。

【应用】

功效	主治
祛风散寒 除湿止痛	风寒感冒，巅顶疼痛
	风寒湿痹，皮肤风湿

解析：藁本长于散风寒湿邪，有较好的止痛作用，尤善治巅顶头痛。本品辛温香燥，主散太阳经风寒湿邪，能直上巅顶，有止痛之功，善治外感风寒之头痛、巅顶痛甚，或痛连齿颊及偏头痛等；又能除肌肉、经络、筋骨间风寒湿之邪。外用可治皮肤风湿。

【用法用量】煎服，3~10g。

【使用注意】凡肝阳上亢、火热内盛者忌服。

【鉴别用药】

药名	共性	
	功效	作用特点
羌活	散寒解表 祛风湿止痛	有较强的散寒解表，祛风湿，止痛作用，用治外感风寒或风湿而致头身痛项强，尤宜于上半身之风寒湿痹
藁本		能去太阳经风寒湿邪，善治外感风寒之头痛、巅顶痛甚，风寒湿邪所致之痹痛、肢节痛

▲苍耳子 Cāng'ěrzǐ

《《神农本草经》》

速记歌诀

苍耳子苦，止痛除湿，
散寒通窍，鼻渊尤宜。

【性能】辛、苦，温；有毒。归肺经。
【功效】散风寒，通鼻窍，祛风湿，止痛。
【应用】

功效	主治
散风寒	风寒头痛
祛风湿止痛	风湿痹痛
通鼻窍	鼻渊
补充：祛风止痒	风疹，疥癣麻风

解析：苍耳子有毒，解表之力甚弱，长于通窍，为治鼻渊、鼻鼽之良药，又可祛风湿。本品辛温而散风寒，苦燥而祛湿浊，善通鼻窍，用治鼻渊、鼻鼽、鼻塞流涕、不闻香臭者，尤宜治鼻渊而有外感风寒者；且能下行足膝，祛风湿、止痹痛，用治风湿痹痛、四肢拘挛者。此外，还可外达皮肤，祛风止痒，治疗风疹瘙痒。

【用法用量】煎服，3~10g。
【使用注意】血虚头痛不宜服用。本品有毒，过量服用易致中毒。

▲辛夷　Xīnyí

(《神农本草经》)

辛夷味辛，善治鼻渊，
散寒通窍，包煎立痊。

【性能】辛，温。归肺、胃经。

【功效】散风寒，通鼻窍。

【应用】

功效	主治
散风寒	风寒头痛
通鼻窍	鼻渊

解析：辛夷别名木笔花，解表之力较差，通窍力强，为治鼻渊鼻衄、鼻塞流浊涕之要药。本品芳香质轻，气味俱薄，可外散风寒，内升肺胃清气而通鼻窍，用治风寒感冒而头痛鼻塞者。证偏风寒者，常配伍苍耳子、白芷等，如苍耳子散；偏风热者，多配伍薄荷、菊花等。现代用于治疗鼻腔疾患，有比较好的疗效。

【用法用量】煎服，3~10g。本品有毛，易刺激咽喉，入汤剂宜用纱布包煎。

【使用注意】阴虚火旺者忌服。

○葱白 Cōngbái

《神农本草经》

葱白辛温，发汗通阳，
解毒散结，下乳功良。

【性能】辛，温。归肺、胃经。

【功效】发汗解表，散寒通阳。

【应用】

功效	主治
发汗解表	风寒感冒轻证
散寒通阳	阴盛格阳
补充：解毒散结 通络下乳	疮痈肿毒 乳汁郁滞

解析：葱白发汗力较弱，用治风寒感冒轻证，长于温通阳气。本品辛散温通，外能散风寒以解表，可以单用，亦常与淡豆豉配伍，如葱豉汤；内能温通上下阳气，用治阴盛格阳之面赤、腹泻、厥冷、脉微者，常与附子、干姜配伍，如白通汤。此外，本品还能解毒散结，可单用捣烂敷患处，用治疮痈肿毒；亦能散结通络下乳，可治乳汁郁滞不下，乳房胀痛。

【用法用量】煎服，3~9g。外用适量。

○胡荽 Húsuī

(《食疗本草》)

速记歌诀

胡荽芳香，开胃消食，
透疹发表，熏洗可医。

【性能】辛，温。归肺、胃经。
【功效】发表透疹，开胃消食。
【应用】

功效	主治
发表透疹	麻疹不透
开胃消食	饮食不消，纳食不佳；调味

解析：胡荽辛温香散，能散风寒，透疹外达，用治风寒束表，疹发不畅，或疹出而又复隐者，可单用煎汤局部熏洗，或加入其他透疹剂中。本品气味芳香，用于食疗，有开胃消食之效。

【用法用量】煎服，3~6g。外用适量。
【使用注意】热毒壅盛而疹出不畅者忌服。

第二节　发散风热药

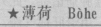
（《新修本草》）

速记歌诀

薄荷消风，最清头目，
透疹利咽，疏肝宜服。

【性能】辛，凉。归肺、肝经。

【功效】疏散风热，清利头目，利咽，透疹，疏肝行气。

【应用】

功效	主治
疏散风热	风热感冒，温病初起
清利头目	头痛眩晕，目赤多泪，口舌生疮
利咽	喉痹，咽喉肿痛
透疹	麻疹不透，风疹瘙痒
疏肝行气	肝郁气滞，胸胁胀闷
补充：辟秽气	痧胀腹痛吐泻证

解析：薄荷辛香升浮，发汗力较强，善散肌表及上焦风热，兼能疏肝。本品清轻凉散，是辛凉解表药中最能宣散表邪，且有一定发汗作用之药，为疏散风热常用之品；且有散邪透

疹之效，用治风热感冒、温病初起及麻疹不透、风疹瘙痒；亦可轻浮上升，疏散上焦风热，清头目、利咽喉，常用治风热上攻之头痛眩晕、目赤多泪、咽喉肿痛诸症。此外，本品还能疏肝气、避秽气，用治肝郁气滞，胸胁胀闷或痧胀腹痛吐泻证。

【用法用量】煎服，3~6g；宜后下。薄荷叶长于发汗解表，薄荷梗偏于行气和中。

【使用注意】本品芳香辛散，发汗耗气，故体虚多汗者不宜使用。

【鉴别用药】

药名	共性		个性
	功效	作用特点	功效
薄荷	疏散风热利咽透疹	发汗之力较其他发散风热药强，用于治疗外感风热之头痛，发热，微恶寒者	清利头目疏肝行气
牛蒡子		宜于风热感冒，温病初起之咽喉肿痛或咳嗽咳痰不利者	解毒消肿滑肠通便
蝉蜕		宜于治疗风热感冒，温病初起之咽痛音哑，清热之力不及牛蒡子，长于宣肺开音	明目退翳息风止痉

★牛蒡子 Niúbàngzǐ

《名医别录》

牛蒡苦寒，风热可除，
透疹利咽，善去疮毒。

【性能】辛、苦，寒。归肺、胃经。

【功效】疏散风热，宣肺祛痰，利咽透疹，解毒消肿。

【应用】

功效	主治
疏散风热 宣肺祛痰	风热感冒，温病初起，咳嗽痰多者
解毒透疹	麻疹不透，风疹瘙痒
利咽消肿	痈肿疮毒，丹毒，痄腮喉痹，咽喉肿痛

解析： 牛蒡子发汗之力不及薄荷，长于祛痰，利咽、解毒、透疹，兼能滑利二便。本品辛散苦泄而性寒，于升散之中亦有清降之性，功能疏散风热、祛痰、利咽，常用治风热感冒兼见咽喉肿痛或咳嗽咳痰不利者；且能外散其热、内泄其毒，以促疹透发、利咽消肿，常用治麻疹不透、风疹瘙痒及痈肿疮毒、丹毒、痄腮喉痹、咽喉肿痛等证，若治咽喉肿痛，常配甘草、桔梗、山豆根、玄参、薄荷等。此外，

其性滑利，兼能通利二便，如有上述症状又二便不利者，更为适用。

【用法用量】煎服，6~12g。炒用可使其苦寒及滑肠之性略减。

【使用注意】本品性寒，滑肠通便，气虚便溏者慎用。

▲蝉蜕　Chántuì

《名医别录》

速记歌诀

蝉蜕甘寒，风热尤宜，
利咽透疹，解痉退翳。

【性能】甘，寒。归肺、肝经。

【功效】疏散风热，利咽开音，透疹，明目
退翳，息风止痉。

【应用】

功效	主治
疏散风热 利咽开音 透疹	风热感冒，温病初起，咽痛音哑
	麻疹不透，风疹瘙痒
明目退翳	目赤翳障
息风止痉	小儿惊风，破伤风
补充：镇静安神	小儿夜啼不安

解析：蝉蜕发汗不及薄荷，清热不及牛蒡
子，长于入肺经散风热、利咽、透疹，又能入
肝经明目、息风。本品甘寒，轻浮宣散，长于
疏散肺经风热之邪，以宣肺利咽疗哑，宜治风
热感冒，温病初起之咽痛音哑；兼可借本品宣
散作用助其透疹；又能除肝经风热而有明目退
翳之功，凉肝息风止痉，用治小儿惊风，破伤

风等症。**此外，本品还能镇静安神，**常用以治疗小儿夜啼不安。

【用法用量】煎服，3~6g。

【使用注意】孕妇慎用。

★桑叶　Sāngyè

《神农本草经》

速记歌诀

桑叶质轻，善散风热，
清肺平肝，凉血亦可。

【性能】甘、苦，寒。归肺、肝经。

【功效】疏散风热，清肺润燥，平抑肝阳，清肝明目。

【应用】

功效	主治
疏散风热	风热感冒，温病初起
清肺润燥	肺热咳嗽，燥热咳嗽
平抑肝阳	肝阳上亢，头晕头痛
清肝明目	目赤昏花
补充：凉血止血	血热妄行之咳血、吐血、衄血轻证

解析：桑叶疏散风热作用较为缓和，主入肺经散风热、润肺燥，兼入肝经平肝阳、清肝热。本品性寒质轻、轻清凉散，善清肺经及在表之风热，常用治风热感冒或温病初起，常与菊花相须为用，如桑菊饮；又能入肺经，苦寒而清肺热，甘寒而润肺燥，多用治肺热咳嗽或燥热咳嗽，常配苦杏仁、川贝母、南沙参等，如桑杏汤；兼入肝经，苦寒而平抑肝阳、清肝

明目，用治肝阳上亢之头晕头痛及肝经实热或风热之目赤、涩痛等，若治前者，常配菊花、夏枯草等清肝明目药。此外，本品略有凉血止血之功，用于血分有热之咳血、吐血、衄血轻证。

【用法用量】煎服，5~10g。肺燥咳嗽者宜蜜制。

★菊花 Júhuā

(《神农本草经》)

菊花味甘，除热祛风，
清肝平肝，明目殊功。

【性能】辛、甘、苦，微寒。归肺、肝经。

【功效】疏散风热，平抑肝阳，清肝明目，清热解毒。

【应用】

功效	主治
疏散风热	风热感冒，温病初起（黄菊花）
平抑肝阳	肝阳上亢，头痛眩晕（白菊花）
清肝明目	目赤肿痛，眼目昏花（白菊花）
清热解毒	疮痈肿毒

解析：菊花主入肝经平肝阳、清肝热，兼入肺经散风热，但发散表邪之力不强。本品清芳疏泄，功能疏散肺经风热，且苦寒泄肝热，甘凉益肝阴，有清肝明目和平抑肝阳之效。此外，本品还能清热解毒，用治疮痈肿毒，内服外敷可有良效。

【用法用量】煎服，5~10g。

【鉴别用药】

药名	共性		个性
	功效	作用特点	功效
桑叶	疏散风热 平抑肝阳 清肝明目	主入肺经，偏于疏散风热	清肺润燥 凉血止血
菊花		主入肝经，偏于平肝阳，清肝热	清热解毒

▲蔓荆子 Mànjīngzǐ

(《神农本草经》)

速记歌诀

蔓荆子苦，头痛能医，
目疾眩晕，湿痹堪逐。

【性能】辛、苦，微寒。归膀胱、肝、胃经。

【功效】疏散风热，清利头目。

【应用】

功效	主治
疏散风热	风热感冒头痛
清利头目	目赤多泪，目暗不明
补充：祛风止痛	风湿痹痛，筋脉拘挛

解析：蔓荆子辛苦微寒、轻浮上行，善散头面风热之邪，有止痛作用，但解表之力较弱，常用于治疗风热感冒之头痛、偏头痛；又能散肝经风热，清利头目，常用治风热上攻之目赤多泪、肝肾不足之目暗不明及中气不足之头晕目眩等证。此外，本品有祛风止痛之功，可用于风湿痹痛，筋脉拘挛等。

【用法用量】煎服，5~10g。

★柴胡 Cháihú

(《神农本草经》)

速记歌诀

柴胡退热，升阳疏肝，
和解少阳，疟疾可安。

【性能】辛、苦，微寒。归肝、胆、肺经。

【功效】疏散退热，疏肝解郁，升举阳气。

【应用】

功效	主治
疏散退热	表证发热，少阳证
疏肝解郁	肝郁气滞证
升举阳气	气虚下陷，脏器脱垂
补充：退热截疟	疟疾寒热

解析：柴胡长于解表退热和疏散少阳半表半里之邪，为治疗少阳证之要药，又长于疏肝、升阳，为肝胆经之主药。本品芳香疏泄，功能疏散退热，常用治外感表证发热和寒热往来之少阳证；亦能入肝经以疏肝解郁，用治肝郁气滞、胸胁胀痛、月经不调等症；又能升举脾胃清阳之气，用治气虚下陷之脱肛、子宫脱垂、肾下垂等脏器脱垂。此外，本品还可退热截疟，为治疗疟疾寒热的常用药。

【用法用量】煎服，3~10g。疏散退热宜生用，疏肝解郁宜醋炙，升阳可生用或酒炙。

【使用注意】柴胡其性升散，古人有"柴胡劫肝阴"之说，阴虚阳亢，肝风内动，阴虚火旺及气机上逆者忌用或慎用。

▲升麻 Shēngmá

（《神农本草经》）

速记歌诀

升麻消风，清胃解毒，
升提下陷，疮疹可逐。

【性能】辛、微甘，微寒。归肺、脾、胃、大肠经。

【功效】发表透疹，清热解毒，升举阳气。

【应用】

功效	主治
发表透疹	风热感冒，发热头痛；麻疹不透
清热解毒	齿痛、口疮、咽喉肿痛，阳毒发斑
升举阳气	气虚下陷，脏器脱垂，崩漏下血

解析：升麻为清热解毒之良药，尤善清解阳明热毒，又长于发表、透疹、升阳，为麻疹之专药、升阳举陷之要药和明经之引经药。本品轻浮上行，既能升散发表、退热透疹，用治风热感冒，温病初起之发热头痛或麻疹不透等；又长于清泄热毒，用治热毒诸证，多用治阳明热邪所致牙龈肿痛、口舌生疮、咽喉肿痛及皮肤疮毒等多种热毒病证；且善引脾胃清阳之气上升，升提之力强于柴胡，用治气虚下陷之崩漏下血及脱肛、子宫脱垂、肾下垂等脏器脱垂，常配柴胡、人参、黄芪等，如补中益气汤。

【用法用量】煎服，3~10g。发表透疹、清热解毒宜生用，升阳举陷宜炙用。

【使用注意】麻疹已透，阴虚火旺，以及阴虚阳亢者，均当忌用。

★葛根 Gégēn

《神农本草经》

葛根味甘，解肌退热，
透疹止泻，解酒止渴。

【性能】甘、辛，凉。归脾、胃、肺经。

【功效】解肌退热，透疹，生津止渴，升阳止泻，通经活络，解酒毒。

【应用】

功效	主治
解肌退热	表证发热，项背强痛
透疹	麻疹不透
生津止渴	热病口渴，消渴证
升阳止泻	热泄热痢，脾虚泄泻
通经活络	中风偏瘫，胸痹心痛，眩晕头痛
解酒毒	酒毒伤中

解析：葛根长于解肌退热、透疹，是解肌之代表药，又长于生津止渴、升阳止泻，兼能通络、解酒毒，为治表证发热无汗，头痛项背强之主药。本品辛甘微寒，性能升散，功善解肌退热，用治外感表证兼见项背强痛，无论风寒与风热、表实无汗或表虚汗出，均可选用本品；又能透发麻疹，可治麻疹初起，疹出不畅；

且性善鼓舞脾胃清阳之气上升，有止渴、止泻痢之效，用治热病口渴及消渴证，用治热泄热痢及脾虚泄泻宜煨熟。此外，葛根能通经活络，解酒毒，现代用治中风偏瘫，胸痹心痛，眩晕头痛及酒毒伤中。

【用法用量】煎服，10~15g。升阳止泻宜煨用。

【附药】葛花

为葛根未开放的花蕾，性味甘，平。功能解酒毒，醒脾和胃。主要用于饮酒过度，头痛头昏、烦渴、呕吐、胸膈饱胀等症。常用量3~15g。

【鉴别用药】

药名	共性		个性	
	功效	作用特点	功效	作用特点
柴胡	发表升举阳气	用治外感表证发热，无论风寒与风热皆可；长于疏解少阳半表半里之邪，为治少阳证之要药；能升举脾胃清阳之气用治气虚下陷之脱肛、子宫脱垂、肾下垂等脏器脱垂诸证	退热疏肝解郁	有较好的解表退热作用；长于疏散少阳半表半里之邪，为治少阳证之要药

续表

药名	共性		个性	
	功效	作用特点	功效	作用特点
升麻	发表升举阳气	用治风热感冒，温病初起之发热头痛；善引脾胃清阳之气上升，其升阳举陷之力较柴胡为强	透疹清热解毒	长于清热解毒，为清热解毒之良药，且尤善清解阳明热毒
葛根		用治外感表证兼见项背强痛，无论风寒与风热，表实无汗或表虚汗出皆可；能解肌退热，长于缓解外邪郁阻、经气不利、筋脉失养所致的项背强痛；能鼓舞脾胃清阳之气上升以止渴和止泻痢	透疹生津止渴通经活络解酒毒	现代用治中风偏瘫，胸痹心痛，眩晕头痛及酒毒伤中

○淡豆豉 Dàndòuchǐ

《名医别录》

速记歌诀

豆豉辛温，除烦解表，
宣发郁热，能除懊忱。

【性能】苦、辛，凉。归肺、胃经。

【功效】解表，除烦，宣发郁热。

【应用】

功效	主治
解表	外感表证
除烦	热病烦闷，虚烦不眠
宣发郁热	

解析：淡豆豉发汗解表之力颇为平稳，本品辛散轻浮，外能宣散表邪，无论风寒、风热表证，皆可配伍其他解表药使用；内能宣散郁热以除烦，用治外感热病之胸中烦闷、虚烦不眠等证，常配伍清热药栀子同用，如栀子豉汤。然本品只有宣散作用，而无清热之力。

【用法用量】煎服，6~12g。

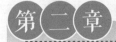

第二章

清 热 药

凡以清解里热为主要作用，治疗里热证的药物，称为清热药。

清热药分为清热泻火药、清热燥湿药、清热解毒药、清热凉血药、清虚热药。

清热药多苦寒沉降，能通过清热、泻火、解毒、燥湿、凉血、清虚热作用，而使里热得以清解。适用于以下病证。

主治气分实热证、脏腑实热证、湿热证、热毒证、营分或血分实热证、虚热证等里热病证。

应用清热药要辨别热邪的性质、部位及兼证，以便随证配伍解表药、泻下药、化痰药、平肝药、开窍药、养阴药等。

清热药多寒凉，易伤脾胃，故脾胃虚弱者慎用；苦燥药物易伤津液，阴虚患者慎用；阴盛格阳、真寒假热者忌用。

★石膏　Shígāo

《神农本草经》

速记歌诀

石膏泻火，解肌敛疮，
能消烦渴，喘咳昏狂。

【性能】甘、辛、大寒。归肺、胃经。煅制偏涩。

【功效】生用：清热泻火，除烦止渴；煅用：收湿，敛疮，生肌，止血。

【应用】

功效	主治
生用：清热泻火 除烦止渴	外感热病，高热烦渴； 肺热喘咳；胃火亢盛，头痛牙痛； 消渴
煅用：收湿敛疮 生肌止血	溃疡不敛，湿疹瘙痒，烧烫伤， 外伤出血

解析：石膏生用清泄力强，煅用收敛生肌，为清泄肺、胃二经气分实热之要药。本品辛甘大寒，有较强的清热泻火作用，内可清泄肺胃之火，外可清透肌表之热，用治外感热病、高热烦渴；亦可清肺热，用治肺热喘咳；兼可

清胃火，用治胃火上炎所致的头痛、牙痛或消渴等。本品煅后外敷能收湿敛疮、生肌止血，用治疮疡溃而不敛、湿疹、烧烫伤、外伤出血等。

【用法用量】生石膏煎服，15~60g，打碎先煎。煅石膏外用适量，研末外撒患处。

【使用注意】脾胃虚寒者慎用。

★知母 Zhīmǔ

(《神农本草经》)

速记歌诀

知母质润，热咳能除，
骨蒸有汗，燥渴能舒。

【性能】苦、甘，寒。归肺、胃、肾经。
【功效】清热泻火，滋阴润燥。
【应用】

功效	主治
清热泻火 滋阴润燥	热病烦渴
	肺热咳嗽，阴虚燥咳
	消渴
	骨蒸潮热
	肠燥便秘

解析：知母性善清润，既能清泻实火虚热，又善滋肺胃肾三经之阴而润燥。本品苦寒质润，善入肺胃二经以清热泻火，用治外感热病、高热烦渴；又可上清肺热以泻火，用治肺热咳嗽或阴虚燥咳；还可中泻胃火以除烦渴，用治阴虚消渴之口渴、饮多、尿多者；亦可下润肾燥以滋阴，用治阴虚火旺之骨蒸潮热、盗汗、心烦等证；兼能润燥滑肠以通便，用治肠燥便秘。

【用法用量】煎服，6~12g。清热泻火宜生用，滋阴降火宜盐水炙用。

【使用注意】本品性寒质润，有滑肠作用，脾虚便溏者慎用。

【鉴别用药】

药名	共性		个性
	功效	作用特点	功效
石膏	清热泻火除烦止渴	泻火之中长于清解，重在清泻肺胃实火，肺热咳嗽、胃火头痛牙痛多用石膏	收湿生肌敛疮止血
知母		泻火之中长于清润，能滋阴润燥，肺热咳嗽、阴虚燥咳、消渴、骨蒸潮热、肠燥便秘多选知母	滋阴润燥

▲芦根 Lúgēn

《名医别录》

速记歌诀

芦根甘寒，清热生津，
烦渴呕逆，肺痈尿频。

【性能】甘，寒。归肺、胃经。

【功效】清热泻火，生津止渴，除烦，止呕，利尿。

【应用】

功效	主治
清热泻火 生津止渴 除烦	热病烦渴
	肺热咳嗽，肺痈吐脓
止呕	胃热呕哕
利尿	热淋涩痛

解析：芦根味甘力缓，长于清热、生津、利尿，兼可止呕、除烦、排脓。本品甘寒，善能清透肺胃气分实热、生津止渴，用治热病烦渴（宜作为辅助药）；亦能上清肺金之热，有一定祛痰排脓之功，用治肺热咳嗽、痰稠口干或肺痈咳吐脓痰；又能中清胃土之火、止呕逆，用治胃热呕哕，可用单品浓煎频服或配竹茹、生姜等；还能下利小便，导热从小便而出，用

治热淋涩痛、小便短赤。此外，鲜芦根清热、生津、利尿功效较佳，干芦根作用次之；苇茎为芦苇的地上茎，长于清透肺热，但一般药店不备，可以芦根代之。

【用法用量】煎服，15~30g。鲜品加倍，或捣汁用。

【使用注意】脾虚寒者慎用。

▲天花粉　Tiānhuāfěn

（《神农本草经》）

速记歌诀

花粉甘寒，善清肺胃，
止渴除烦，排脓清热。

【性能】甘、微苦，微寒。归肺、胃经。
【功效】清热泻火，生津止渴，消肿排脓。
【应用】

功效	主治
清热泻火 生津止渴 消肿排脓	热病烦渴
	消渴
	肺热燥咳
	疮疡肿毒
补充：引产终止妊娠	恶性葡萄胎，绒毛膜上皮癌

解析：天花粉长于清热、生津，又可消肿排脓、止咳、引产。本品甘寒，能清肺胃二经实热，尤长于生津止渴，用治热病烦渴或消渴，若治后者，常配葛根、知母、五味子等，如玉液汤；又能清肺热、润肺燥以止咳，用治肺热咳嗽或燥咳痰稠、咳血等证；兼有清热泻火、消肿排脓之功，用治疮疡肿毒，脓未成可消散，脓已成可促溃或排脓，常配金银花、穿山甲、白芷等，如仙方活命饮。此外，本品有引产和

终止妊娠的作用，用于中期妊娠引产，可以天花粉蛋白皮下或肌内注射。若治恶性葡萄胎、绒毛膜上皮癌，也有疗效。

【用法用量】煎服，10~15g。

【使用注意】孕妇慎用，不宜与川乌、制川乌、草乌、制草乌、附子同用。

▲淡竹叶 Dànzhúyè

（《本草纲目》）

速记歌诀

淡竹叶寒，止渴除烦，
清热泻火，兼利小便。

【性能】甘、淡，寒。归心、胃、小肠经。

【功效】清热泻火，除烦止渴，利尿通淋。

【应用】

功效	主治
清热泻火 除烦止渴 利尿通淋	热病烦渴
	口舌生疮，尿赤涩痛

解析：淡竹叶长于清热、利尿，又可除烦渴，善治心火移热于小肠。本品甘寒入心、胃、小肠经，上可清心胃之火以除烦渴，下能导心火下行从小便而出，常用治热病烦渴、口舌生疮及小便短赤涩痛等，若治心火下移小肠之小便短赤涩痛，常配灯心草、白茅根、海金沙等同用。

【用法用量】煎服，6~10g。

★栀子 Zhīzi

《神农本草经》

速记歌诀

栀子寒苦，泻火除烦，
利湿凉血，火降小便。

【性能】苦，寒。归心、肺、三焦经。

【功效】泻火除烦，清热利湿，凉血解毒；外用消肿止痛。

【应用】

功效	主治
泻火除烦	热病心烦
清热利湿	湿热黄疸，淋证涩痛
凉血解毒	血热吐衄，目赤肿痛，热毒疮疡
外用：消肿止痛	扭挫伤痛

解析：栀子善泻三焦火邪而除烦，又可利湿、凉血、解毒，为治热病心烦、躁扰不宁之要药。本品苦寒清降，能泻火除烦，用治热病心烦，常与淡豆豉合用以宣泄邪热、解郁除烦，即栀子豉汤；又善于清利肝胆及下焦湿热，令湿热从小便排出体外，常用治湿热黄疸，热淋、血淋涩痛者，若治湿热黄疸，常配茵陈、大黄，如茵陈蒿汤，若治太阳病身黄发热心烦，常配黄柏、甘草，如栀子柏皮汤；且可凉血、解毒，

用治吐血、衄血等血热出血证或目赤肿痛、热毒疮疡。此外，本品外用能消肿止痛，用治扭挫伤痛，可用生栀子粉与黄酒或醋调成糊状，外敷患处。

【用法用量】煎服，6~10g。

【使用注意】本品苦寒伤胃，脾虚便溏者慎用。

★夏枯草 Xiàkūcǎo

《神农本草经》

夏枯泻肝，散结明目，
瘰疬癭瘤，乳痈可祛。

【性能】辛、苦，寒。归肝、胆经。

【功效】清肝泻火，明目，散结消肿。

【应用】

功效	主治
清肝泻火明目	目赤肿痛，目珠夜痛，头痛眩晕
散结消肿	瘰疬，癭瘤；乳痈，乳癖，乳房胀痛

解析：夏枯草主入肝经，长于清肝、明目、散结，善治肝虚目珠夜痛。本品苦寒泄热，善清肝火以明目，用治肝火、肝虚所致的目赤肿痛、目珠夜痛、头痛眩晕；味辛兼可散结消肿，用治痰火郁结所致瘰疬、癭瘤、乳痈、乳癖诸证，可单用煎服或熬膏服，并可涂于患部，或与玄参、牡蛎等清热消痰散结药配伍。此外，现代常用本品治疗高血压病属肝热、阳亢之证者。

【用法用量】煎服，9~15g。

【使用注意】脾胃虚弱者慎用。

▲决明子 Juémíngzi

（《神农本草经》）

速记歌诀

决明子寒，能祛肝热，
明目通便，目疾皆可。

【性能】甘、苦、咸、微寒。归肝、大肠经。

【功效】清肝明目，润肠通便。

【应用】

功效	主治
清肝明目	目赤肿痛，羞明多泪，目暗不明；头痛眩晕
润肠通便	肠燥便秘

解析：决明子长于清肝明目，兼能平肝、润肠，为治各种虚实目疾之佳品。本品苦寒清泄，主入肝经，功能清肝明目，善治肝火、肝经风热或肝肾阴虚所致目赤肿痛、羞明多泪、目暗不明等各种虚实目疾；兼能平抑肝阳，用治肝火上攻或肝阳上亢之头痛眩晕；又有清降之性，能润肠通便，用于肠燥便秘，功效亦良。此外，现代常用本品防治原发性高血压、高脂血症，有一定疗效。

【用法用量】煎服，9~15g。

【使用注意】气虚便溏者不宜用。

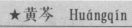

★黄芩　Huángqín

《神农本草经》

速记歌诀

黄芩苦寒，能治诸热，
胎血火湿，咳痢皆可。

【性能】苦，寒。归肺、胆、脾、大肠、小肠经。

【功效】清热燥湿，泻火解毒，止血，安胎。

【应用】

功效	主治
清热燥湿	湿温，暑湿，湿热痞满，黄疸，泻痢
泻火解毒	肺热咳嗽，高热烦渴，疮痈肿毒
止血	血热出血
安胎	胎动不安

解析：黄芩长于清热燥湿、泻火解毒，功似黄连而力较弱，兼可止血、安胎，为治肺热咳嗽之要药。本品苦寒清泄，长于清热燥湿，可清肺胃、肝胆、大肠湿热，尤善清中上焦湿热，广泛用于多种湿热病证；又善清肺热和气

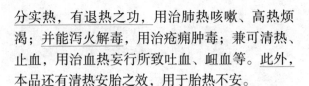

分实热，有退热之功，用治肺热咳嗽、高热烦渴；并能泻火解毒，用治疮痈肿毒；兼可清热、止血，用治血热妄行所致吐血、衄血等。此外，本品还有清热安胎之效，用于胎热不安。

【用法用量】煎服，3~10g。生用清热泻火、解毒，炒用安胎，酒炒清上焦热，炒炭止血。

【使用注意】本品苦寒伤胃，脾胃虚寒者慎用。

★黄连 Huánglián

《神农本草经》

黄连味苦，厚肠止痢，
解毒泻火，清热燥湿。

【性能】苦，寒。归心、脾、胃、肝、胆、大肠经。

【功效】清热燥湿，泻火解毒。

【应用】

功效	主治
清热燥湿 泻火解毒	湿热痞满，呕吐，泻痢
	高热神昏，心烦不寐，心悸；血热吐衄
	胃热呕吐吞酸，消渴，胃火牙痛
	痈肿疔疮，目赤肿痛，口舌生疮
外用：清热燥湿	湿疹，湿疮，耳道流脓

解析：黄连清热燥湿、泻火解毒之力胜于黄芩、黄柏，为治中焦湿火郁结之主药、泻痢之要药。本品大苦大寒，能清热燥湿，尤长于清泄中焦脾胃及大肠湿热；且可清热泻火，尤以清泻心、胃二经之火见长，又可泻火解毒，因其解毒力强，尤善疗疔毒。此外，本品制软膏外敷，可治湿疹、湿疮，煎之滴眼，可治眼目红肿。酒黄连善清上焦火热，多用于目赤肿

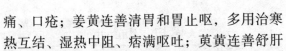

痛、口疮；姜黄连善清胃和胃止呕，多用治寒热互结、湿热中阻、痞满呕吐；萸黄连善舒肝和胃止呕，多用治肝胃不和之呕吐吞酸。

【用法用量】煎服，2~5g。外用适量。

【使用注意】脾胃虚寒证忌用；阴虚津伤者慎用。

★黄柏 Huángbò

《神农本草经》

速记歌诀

黄柏苦寒，善泻下焦，
骨蒸湿热，疮毒皆消。

【性能】苦，寒。归肾、膀胱经。
【功效】清热燥湿，泻火解毒，退虚热。
【应用】

功效	主治
清热燥湿	湿热泻痢，黄疸，带下，热淋及脚气痿躄
泻火解毒	疮疡肿毒，湿疹，湿疮
退虚热	骨蒸劳热，盗汗，遗精

解析：黄柏长于清热燥湿、泻火解毒，功似黄连而力较弱，尤善清下焦湿热和相火。本品苦寒沉降，能清热燥湿，尤长于清泻下焦湿热，用治泻痢、黄疸、带下、热淋及足膝肿痛等湿热证，若治热痢下重，常配黄连、白头翁、秦皮，如白头翁汤，若治痿躄，常配苍术，如二妙丸；且可泻火毒、去湿热，用治疮疡肿毒、湿疹湿疮，内服外用均可；亦善泻相火、退骨蒸，用治阴虚火旺之骨蒸劳热、盗汗、遗精，常配知母、龟甲、熟地黄，如大补阴丸。

　　【用法用量】煎服，3~12g。外用适量。生用清热燥湿，泻火解毒，盐黄柏滋阴降火。

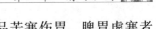

【使用注意】本品苦寒伤胃，脾胃虚寒者忌用。

【鉴别用药】

药名	共性		个性	
	功效	主治	功效	主治
黄芩	清热燥湿泻火解毒	湿温暑湿，湿热痞满，泻痢，黄疸（善清上中焦湿热）	止血	血热出血
		肺热咳嗽，高热烦渴（善泻上焦肺火）	安胎	胎动不安
		痈肿疮毒		
黄连		湿热痞满，呕吐泻痢（最为苦寒，善清胃肠湿热，为治泻痢要药）		
		心火亢盛，高热神昏，心烦不寐，心悸不宁；胃热呕吐吞酸、消渴、胃火牙痛；血热吐衄；痈肿疔疮，目赤肿痛，口舌生疮（善泻心胃实火，泻火解毒力强，尤善疗疔毒）		
		外治湿疹湿疮，耳道流脓		
黄柏		湿热带下，热淋，泻痢，黄疸，脚气痿证（善泻下焦湿热）	退虚热	骨蒸劳热，盗汗，遗精（善泻相火，退骨蒸）
		疮疡肿毒，湿疹湿疮		

▲龙胆 Lóngdǎn

(《神农本草经》)

龙胆苦寒，善消下焦，
肝火湿热，服此皆消。

【性能】苦，寒。归肝、胆经。

【功效】清热燥湿，泻肝胆火。

【应用】

功效	主治
清热燥湿	湿热黄疸，阴肿阴痒，带下，湿疹
泻肝胆火	肝火头痛胁痛，口苦，目赤，耳聋
	惊风抽搐

解析：龙胆药力较强，善泻肝胆实火，清下焦湿热。本品苦寒沉降，长于清热燥湿，用治湿热下注所致黄疸、阴肿阴痒、带下、湿疹等；又善泻肝胆实火，用治肝胆实火所致胁痛头痛、口苦、目赤、耳聋、阴肿阴痒诸证，以及肝经热盛、热极生风所致高热、惊厥、抽搐。

【用法用量】煎服，3~6g。

【使用注意】脾胃寒者不宜用，阴虚津伤者慎用。

○秦皮 Qínpí

（《神农本草经》）

速记歌诀

秦皮寒苦，明目涩肠，
燥湿止带，热痢功良。

【性能】苦、涩，寒。归肝、胆、大肠经。

【功效】清热燥湿，收涩止痢，止带，明目。

【应用】

功效	主治
清热燥湿 收涩止痢 止带	热毒泻痢，湿热带下
明目	肝热目赤肿痛，目生翳膜

解析：秦皮苦寒清燥，味涩收敛，功能清热燥湿，兼可止痢、止带，用治热毒泻痢及湿热带下；还可清肝明目退翳，用治肝经郁热所致目赤肿痛、目生翳膜。

【用法用量】煎服，6~12g。外用适量，煎洗患处。

【使用注意】脾胃虚寒者忌用。

【鉴别用药】

药名	共性		个性
	功效	作用特点	功效
龙胆	清热燥湿泻肝胆火	善清下焦湿热；主泻肝胆实火，可用于肝经热盛生风之高热惊风抽搐诸证	——
秦皮		能清热燥湿以涩肠止痢，止带；能清肝明目，用于肝热之目赤肿痛，目生翳膜	收涩止痢止带

▲苦参 Kǔshēn

《神农本草经》

速记歌诀

苦参味苦，燥湿杀虫，
止痒利尿，湿热可用。

【性能】苦，寒。归心、肝、胃、大肠、膀胱经。

【功效】清热燥湿，杀虫，利尿。

【应用】

功效	主治
清热燥湿	湿热黄疸，泻痢，便血，带下，阴肿阴痒
杀虫	湿疮湿疹，疥癣麻风，滴虫阴道炎
利尿	湿热淋痛

解析：苦参长于燥湿、杀虫，善治下焦湿热及皮肤瘙痒，为治皮肤病之要药，兼可利尿。本品苦寒纯阴，功能清热燥湿，用治黄疸、泻痢、便血、带下、阴痒等下焦湿热证；兼能祛风杀虫止痒，用治湿疹湿疮、疥癣麻风及滴虫阴道炎等皮肤瘙痒诸证，内服外用均可，若治滴虫阴道炎，多煎水灌洗或作栓剂外用。且本品有显著的清热利尿作用，用治湿热蕴结之小便不利、灼热疼痛。

【用法用量】煎服，4.5~9g。外用适量。

【使用注意】脾胃虚寒者忌用。反藜芦。

○白鲜皮 Báixiānpí

（《神农本草经》）

速记歌诀

鲜皮止痒，湿热可逐，
黄疸痹痛，疥癣疮毒。

【性能】苦，寒。归脾、胃、膀胱经。
【功效】清热燥湿，祛风解毒。
【应用】

功效	主治
清热燥湿 祛风解毒	湿疮、湿疹，风疹，疥癣疮癞
	湿热黄疸，风湿热痹

解析：白鲜皮苦寒，能清热燥湿、祛风解毒，用治湿热疮毒郁滞肌肤所致湿烂瘙痒、多脓或黄水淋漓，或湿疹、风疹、疥癣疮癞，常配苦参、苍术等，内服外洗均可；兼可利胆退黄，用治湿热黄疸；又可祛风通痹，用治风湿热痹。

【用法用量】煎服，5~10g。外用适量。
【使用注意】脾胃虚寒者慎用。

【鉴别用药】

药名	共性		个性
	功效	作用特点	功效
苦参	清热燥湿止痒	杀虫止痒，为治皮肤病之要药，可治麻风、滴虫阴道炎等多种湿热证，药力较白鲜皮强；可代黄连治痢	利尿
白鲜皮		泻火解毒，祛风止痒，为"诸黄风痹要药"	祛风通痹

★金银花　Jīnyínhuā

《新修本草》

速记歌诀

银花甘寒，善消疮毒，
疏散风热，血痢宜服。

【性能】甘，寒。归肺、心、胃经。

【功效】清热解毒，疏散风热。

【应用】

功效	主治
清热解毒	痈肿疔疮，喉痹，丹毒（生品）
疏散风热	风热感冒，温病初起（生品）
凉血止痢	热毒血痢（炒炭）
补充：清热解暑	暑热（露剂）

　　解析：金银花清热解毒力强，为治热毒疮疡之要药，又可疏风热、解暑热。本品甘寒，能清解心胃之热毒、消散痈肿，用治痈肿疔疮、喉痹、丹毒等热毒疮疡；又可芳香疏散，善散肺经风热，用治外感风热、温病初起；兼可凉血止痢，用治热毒痢疾之下痢脓血，可单用本品浓煎频服。此外，本品能清热解暑，用治暑

热烦渴，可煎汤代茶饮用，或用金银花的挥发性成分，制成银花露。

【用法用量】煎服，6~15g。

【使用注意】脾胃虚寒及气虚疮疡脓清者忌用。

★ 连翘 Liánqiào

《神农本草经》

速记歌诀

连翘清心，善消痈毒，
疏散风热，温热堪逐。

【性能】苦，微寒。归肺、心、小肠经。
【功效】清热解毒，消肿散结，疏散风热。
【应用】

功效	主治
清热解毒 消肿散结 疏散风热	痈疽，瘰疬，乳痈，丹毒
	风热感冒，温病初起
	温热入营，高热烦渴，神昏发斑
补充：清心利尿	热淋涩痛，小便不利

　　解析： 连翘善能清热解毒、疏散风热，功似金银花，又长于消痈散结，有"疮家圣药"之称。本品苦寒，长于清心火、解疮毒、消痈结，用治痈疽、瘰疬、乳痈和丹毒，若疗痈肿疮疖，多配野菊花、金银花等，若治瘰疬痰核，常配夏枯草、玄参、贝母等；又可轻清上浮、外疏风热、内解热毒，常与金银花相须为用，治疗风热感冒及温热病卫、气、营、血各个阶段，而且连翘心尤长于清泻心火，为治热邪内陷心包、烦热神昏之良药。此外，本品兼能清心利尿，用治热淋、小便不利。

连翘有青翘、老翘及连翘心之分。青翘清热解毒之力较强；老翘长于透热达表、疏散风热；连翘心长于清心泻火，常用治邪入心包、高热烦躁、神昏谵语。

【用法用量】煎服，6~15g。

【使用注意】脾胃虚寒及气虚脓清者不宜用。

【鉴别用药】

药名	共性		个性
	功效	作用特点	功效
金银花	清热解毒 疏散风热 （透热达表）	疏散风热之力较强	凉血止痢
连翘		清心解毒之力较强，又善消痈散结，为"疮家圣药"，亦治瘰疬痰核	清心利尿

▲穿心莲 Chuānxīnlián

（《岭南采药录》）

速记歌诀

穿心莲苦，凉血解毒，
燥湿清热，清肺宜服。

【性能】苦，寒。归心、肺、大肠、膀胱经。
【功效】清热解毒，凉血消肿，燥湿。
【应用】

功效	主治
清热解毒 凉血消肿	风热感冒，温病初起
	肺热喘咳，肺痈吐脓
	咽喉肿痛，口舌生疮
	痈肿疮疡，蛇虫咬伤
燥湿	湿热泻痢，热淋，湿疹

解析： 穿心莲长于解毒、燥湿，尤善清肺，兼可凉血消肿。本品苦寒，能清热解毒、凉血消肿，可清解肺胃热毒，尤善清肺，用治风热感冒、温病初起，肺热喘咳、肺痈或咽喉肿痛、口舌生疮等；因其清热解毒作用广泛，可治痈肿疮疡、蛇虫咬伤，常以鲜品捣烂敷疖肿及毒蛇咬伤处；本品还能苦燥大、小肠之湿热，有良好的清热燥湿之效，用治湿热泻痢、热淋、湿疹等多种湿热证，若用治湿疹瘙痒，可以本品为末，甘油调涂患处。

【用法用量】煎服,6~9g。因其味极苦,入煎剂易致恶心呕吐,故多作丸、散、片剂。外用适量。

【使用注意】不宜多服久服;脾胃虚寒者不宜用。

▲大青叶 Dàqīngyè

《名医别录》

大青味苦，时疫热毒，
咽痛痈肿，实证宜服。

【性能】苦、寒。归心、胃经。

【功效】清热解毒，凉血消斑。

【应用】

功效	主治
清热解毒	温病高热，神昏，发斑发疹
凉血消斑	痄腮，喉痹，口疮，丹毒，痈肿
补充：表里两清	外感风热或温病初起

解析：大青叶有较强的清热解毒、凉血消斑功效，尤善清解瘟疫时毒和心胃实火。本品味苦大寒，善能清热解毒，用治热入营血、温毒发斑；兼能清解表里之热，用治外感风热或温病初起热邪较重、发热头痛咽痛者，常配金银花、薄荷、牛蒡子等；又善能解毒利咽、凉血消肿，用治火毒亢盛，上攻咽喉或外散肌肤所致痄腮、喉痹、口疮、丹毒、痈肿。此外，古方用鲜品打汁饮服，治咽痛喉痹，或鲜品捣烂外敷丹毒，功效尤佳。

【用法用量】煎服，9~15g。外用适量。

【使用注意】脾胃虚寒者忌用。

★板蓝根 Bǎnlángēn

（《新修本草》）

速记歌诀

板蓝根苦，利咽解毒，
凉血消肿，瘟毒宜服。

【性能】苦，寒。归心、胃经。

【功效】清热解毒，凉血利咽。

【应用】

功效	主治
清热解毒 凉血利咽	瘟疫时毒，发热咽痛
	发斑，痄腮，烂喉丹痧，大头瘟疫，丹毒，痈肿

解析： 板蓝根善能解毒、凉血，功似大青叶，又长于解毒利咽散结。本品苦寒，善能清热解毒、凉血、利咽，用治温疫时毒、发热咽痛，或温毒发斑、痄腮、烂喉丹痧、大头瘟疫、丹毒、痈肿等多种温疫热毒证。若治外感风热或温病初起之发热头痛咽痛，可单用或配金银花、连翘等同用；若治大头瘟毒、头面红肿、咽喉不利等常配连翘、牛蒡子、玄参，如普济消毒饮。

【用法用量】煎服，9~15g。

【使用注意】体虚而无实火热毒者忌服，脾胃虚寒者慎用。

▲青黛 Qīngdài

(《药性论》)

速记歌诀

青黛味咸，能平肝木，
惊痫咯血，兼除热毒。

【性能】咸，寒。归肝经。
【功效】清热解毒，凉血消斑，泻火定惊。
【应用】

功效	主治
清热解毒 凉血消斑 泻火定惊	温毒发斑，血热吐衄
	喉痹口疮，痄腮，火毒疮疡
	肝火犯肺，胸痛咳血
	小儿惊痫

解析：青黛善能解毒、凉血，功似大青叶，又长于清泻肝火以定惊、息风。本品咸寒，咸能入血，善能清热解毒、凉血消斑；亦可内服或外用以清热解毒、凉血消肿；且善清肝火、泻肺热、凉血止血；兼能息风止痉，用治小儿惊痫之证。

【用法用量】1~3g，宜入丸散用。外用适量。
【使用注意】胃寒者慎用。

【鉴别用药】

药名	共性	个性	作用特点
大青叶	清热解毒凉血消斑	凉血消斑（强）	善于清解心、胃二经实热火毒；善解瘟疫时毒
板蓝根		利咽散结	解毒利咽散结效著
青黛		清肝定惊	清肝定惊功胜

▲贯众 Guànzhòng

(《神农本草经》)

速记歌诀

贯众苦寒，解毒杀虫，
凉血止血，崩漏宜用。

【性能】苦，微寒；有小毒。归肝、胃经。
【功效】清热解毒，止血，杀虫。
【应用】

功效	主治
清热解毒	时疫感冒，风热头痛，温毒发斑
	痄腮，疮疡肿毒
止血	血热出血
杀虫	虫积腹痛

解析：贯众生用长于清热解毒、杀虫，尤善解瘟疫时毒；炒炭又可凉血止血。本品苦寒，生用可清解气分、血分之热毒，用于防治温热毒邪所致之时疫感冒、风热头痛、温毒发斑，以及痄腮、痈疡肿毒等；炒炭可凉血止血，用治血热出血之吐血、衄血、便血等，尤善治崩漏。此外，本品又善驱虫，能驱除或杀灭绦虫、钩虫、蛲虫、蛔虫等多种肠道寄生虫。

清热解毒、杀虫宜生用；止血宜炒炭用。

【用法用量】煎服，5~10g。

【使用注意】本品有小毒，用量不宜过大。服用本品时忌油腻。脾胃虚寒者及孕妇慎用。

★蒲公英 Púgōngyīng

（《新修本草》）

速记歌诀

公英味苦，乳痈最宜，
解毒消肿，通淋利湿。

【性能】苦、甘，寒。归肝、胃经。
【功效】清热解毒，消肿散结，利湿通淋。
【应用】

功效	主治
清热解毒 消肿散结	疔疮，瘰疬，乳痈，肺痈，肠痈
利湿通淋	湿热黄疸，热淋
补充：清肝明目	目赤肿痛

解析： 蒲公英长于清热解毒消痈，为治乳痈要药，又可通淋，兼能通乳、明目。本品苦寒，有较强的清热解毒、消痈散结作用，兼能疏郁通乳，用治疔疮、瘰疬、乳痈等内外热毒疮痈诸证，尤善乳痈；亦可利湿通淋，有"通淋妙品"之称，用治黄疸、热淋作用较佳。此外，本品还有清肝明目作用，用治目赤肿痛。

【用法用量】煎服，10~15g。外用鲜品适量捣敷或煎汤熏洗患处。

【使用注意】用量过大可致缓泻。

○紫花地丁 Zǐhuādìdīng

（《本草纲目》）

速记歌诀

紫花地丁，凉血解毒，
痈毒疔疮，外敷内服。

【性能】苦、辛，寒。归心、肝经。

【功效】清热解毒，凉血消肿。

【应用】

功效	主治
清热解毒 凉血消肿	疔疮，痈疽，丹毒，乳痈，肠痈
	毒蛇咬伤

解析：紫花地丁长于清热解毒消痈，尤善治疔毒，又可解蛇毒。本品辛散苦降，寒以清热，能清热解毒、消散痈肿，为治热毒疮疡的常用药，内服外敷均宜，鲜品可捣汁内服，并以渣敷患处，即有良效；又可解蛇毒，用治毒蛇咬伤，可用鲜品取汁服，其渣加雄黄少许，捣匀外敷。此外，还可用治肝热目赤肿痛及外感热病。

【用法用量】煎服，15~30g。外用鲜品适量，捣烂敷患处。

【使用注意】体质虚寒者忌服。

▲野菊花　Yějúhuā

（《本草正》）

速记歌诀

野菊苦寒，平肝解毒，
眩晕目赤，疮毒可服。

【性能】苦、辛，微寒。归肝、心经。

【功效】清热解毒，泻火平肝。

【应用】

功效	主治
清热解毒	疔疮痈肿，咽喉肿痛
泻火平肝	目赤肿痛，头痛眩晕
补充	皮肤瘙痒

解析：野菊花苦寒之性胜于菊花，长于清热解毒利咽，又可清肝平肝，兼散风热。本品辛散苦降，寒以清热，能清热解毒，为治疗痈及咽痛良药，若用治疗疮痈肿、咽喉肿痛，可与蒲公英、紫花地丁、金银花等配伍；亦能清肝平肝、兼散风热，用治目赤肿痛、头痛眩晕，常与夏枯草、桑叶等同用。此外，可用治皮肤瘙痒证，可内服并煎汤外洗或制膏外涂。

【用法用量】煎服，9~15g。外用适量，煎汤外洗或制膏外涂。

○重楼 Chónglóu

（《神农本草经》）

重楼微寒，消肿解毒，
凉肝定惊，惊搐可服。

【性能】苦，微寒；有小毒。归肝经。

【功效】清热解毒，消肿止痛，凉肝定惊。

【应用】

功效	主治
清热解毒 消肿止痛	疔疮痈肿，咽喉肿痛，蛇虫咬伤
	跌打损伤
凉肝定惊	惊风抽搐
补充：化瘀止血	外伤出血，瘀肿疼痛

解析：重楼有小毒，药力较强，长于清热解毒，兼解蛇毒，又善凉肝定惊、化瘀止血。本品苦寒，善于清热解毒、消肿止痛，用治疔疮痈肿、咽喉肿痛和毒蛇咬伤；亦能凉肝息风定惊，用治小儿惊风抽搐。此外，兼能化瘀止血，用治外伤出血，或瘀肿疼痛之证，内服外用均可。

【用法用量】煎服，3~9g。外用适量，研末调涂。

【使用注意】体虚、无实火热毒者、孕妇及患阴证疮疡者均不宜服用。

▲土茯苓 Tǔfúlíng

《《本草纲目》》

土茯苓平，梅毒宜服，
通利关节，除湿解毒。

【性能】甘、淡，平。归肝、胃经。

【功效】解毒，除湿，通利关节。

【应用】

功效	主治
解毒除湿 通利关节	梅毒或汞中毒所致肢体拘挛者
	痈肿，瘰疬
	湿热淋浊，带下，湿疹，疥癣

解析： 土茯苓甘淡平，能解毒除湿、通利关节，兼解汞毒，为治梅毒和解汞毒要药，宜治梅毒或因服汞剂中毒而致肢体拘挛者，可较大剂量单用或配伍金银花、白鲜皮及甘草等，如复方土茯苓汤；亦可解毒除湿、消肿散结，用治痈肿、瘰疬及淋浊带下、湿疹湿疮、疥癣等各种湿热证。

【用法用量】煎服，15~60g。外用适量。

【使用注意】肝肾阴虚者慎服。服药时忌茶。

★鱼腥草 Yúxīngcǎo

《名医别录》

速记歌诀

蕺菜微寒，肺痈宜服，
解毒排脓，淋痢可祛。

【性能】辛，微寒。归肺经。

【功效】清热解毒，消痈排脓，利尿通淋。

【应用】

功效	主治
清热解毒 消痈排脓	肺痈吐脓，痰热喘咳
	痈肿疮毒
利尿通淋	热淋，热痢

解析： 鱼腥草别名蕺菜，专清肺热，长于清热解毒、消痈排脓，为治肺痈要药，兼能利尿、止痢。本品辛散寒清，善能清热解毒、消痈排脓，若用治肺痈，常配芦根、桔梗、薏苡仁等；用治痰热喘咳者，可配知母、贝母、桑白皮等；若用治痈肿疮毒者，可单用煎服，或以鲜品捣敷，亦可与野菊花、蒲公英等配伍；兼能利尿通淋、清热止痢，可用治热淋、热痢。

【用法用量】煎服，15~25g，不宜久煎。鲜品用量加倍，水煎或捣汁服。外用适量，捣敷或煎汤熏洗患处。

【使用注意】虚寒证及阴性疮疡忌服。

○大血藤 Dàxuěténg

《本草图经》

速记歌诀

红藤苦平，消肿解毒，
止痛祛风，肠痈速去。

【性能】苦，平。归大肠、肝经。

【功效】清热解毒，活血，祛风止痛。

【应用】

功效	主治
清热解毒	肠痈，痈肿疮毒
活血	经闭痛经，跌打损伤
祛风止痛	风湿痹痛

解析：大血藤即红藤长于清热解毒、活血、止痛，为治肠痈之要药，兼可祛风。本品苦平，善能清热解毒、消痈止痛，用治肠痈腹痛、热毒疮疡，若治肠痈腹痛，常与桃仁、大黄等配伍。此外，本品有较强的活血及祛风止痛作用，用治经闭痛经、跌打损伤及风湿痹痛等，也有一定疗效。

【用法用量】煎服，9~15g。外用适量。

【使用注意】孕妇慎服。

○败酱草　Bàijiàngcǎo

(《神农本草经》)

速记歌诀

败酱微寒，善治肠痈，
解毒祛瘀，止痛排脓。

【性能】辛、苦，微寒。归胃、大肠、肝经。

【功效】清热解毒，消痈排脓，祛瘀止痛。

【应用】

功效	主治
清热解毒 消痈排脓	肠痈，肺痈
	痈肿疮毒
祛瘀止痛	产后瘀阻腹痛

　　解析：败酱草长于清热解毒、消痈排脓，善治内痈，为治肠痈腹痛之要药，又可祛瘀止痛。本品辛散苦降寒清，能清热解毒、消痈排脓，若治肠痈初起，常配金银花、牡丹皮等；若治肠痈脓已成者，常配薏苡仁、附子。此外，本品能祛瘀止痛，用治产后瘀阻腹痛，可单用煎服，或配五灵脂、香附等活血止痛药。

　　【用法用量】煎服，6~15g。外用适量。

　　【使用注意】脾胃虚弱，食少泄泻者不宜服用。

★射干 Shègān

（《神农本草经》）

速记歌诀

射干苦寒，善疗咽闭，
清热解毒，消痰须记。

【性能】苦，寒。归肺经。

【功效】清热解毒，消痰，利咽。

【应用】

功效	主治
清热解毒 祛痰利咽	咽喉肿痛
	痰盛咳喘

解析： 射干长于清热解毒利咽，又善消痰，为治热毒痰火郁结之咽喉肿痛要药。本品苦寒泄降，专入肺经，能解毒、利咽、祛痰，可单服、捣汁含咽，或以醋研汁噙，引涎出即可，亦可与黄芩、桔梗、甘草等清肺利咽之品配用；兼可祛痰平喘，多用于痰涎壅盛之咳嗽气喘，若治寒痰咳喘，痰多清稀，常配麻黄、细辛、半夏、五味子等，如射干麻黄汤。

【用法用量】煎服，3~10g。

【使用注意】本品苦寒，脾虚便溏者不宜使用。孕妇慎用。

▲山豆根　Shāndòugēn

《开宝本草》

山豆根苦，清热祛痰，
可治喉证，肿痛能安。

【性能】苦，寒；有毒。归肺、胃经。

【功效】清热解毒，消肿利咽。

【应用】

功效	主治
清热解毒 消肿利咽	咽喉肿痛，乳蛾喉痹
	齿龈肿痛，口舌生疮

解析：山豆根长于解毒、利咽、消肿，又可清胃火，为治火毒蕴结之咽喉肿痛要药。本品大苦大寒，入肺经善能解毒、利咽、消肿，用治热毒蕴结之乳蛾喉痹、咽喉肿痛，轻者可单用煎服，并含漱，重者须配伍玄参、射干、板蓝根等同用；入胃经又可清泄胃火，用治胃火上攻之牙龈肿痛、口舌生疮，可煎汤漱口或与石膏、黄连等同用。此外，还可用于湿热黄疸，肺热咳嗽，痈肿疮毒等证。

【用法用量】煎服，3~6g。外用适量。

【使用注意】本品有毒，过量服用易引起呕吐、腹泻、胸闷、心悸等不良反应，故用量不宜过大。脾胃虚寒者慎用。

★白头翁 Báitóuwēng

《神农本草经》

速记歌诀

白头翁寒，善止血痢，
清热解毒，虚寒当忌。

【性能】苦，寒。归胃、大肠经。

【功效】清热解毒，凉血止痢。

【应用】

功效	主治
清热解毒 凉血止痢	热毒血痢
补充：清热燥湿	阴痒带下

解析：白头翁为治痢之良药，善除胃肠及血分热毒而止痢，兼能凉血。本品苦寒泄降，能清热解毒，凉血止痢，用治热毒血痢和湿热痢疾均有较好的疗效，常配伍黄连、黄柏、秦皮用治热毒血痢之发热腹痛、下痢脓血、里急后重诸证，如白头翁汤。此外，本品能清热燥湿，用治下焦湿热之阴痒带下。

【用法用量】煎服，9~15g。

【使用注意】虚寒泄痢忌服。

○半边莲 Bànbiānlián

(《本草纲目》)

速记歌诀

半边莲辛，善解蛇毒，
清热利水，水肿可逐。

【性能】辛，平。归心、小肠、肺经。

【功效】清热解毒，利水消肿。

【应用】

功效	主治
清热解毒	痈肿疔疮，蛇虫咬伤
利水消肿	臌胀水肿，黄疸
补充：祛湿	湿疹湿疮，手足疥癣

解析： 半边莲有较好的清热毒和利水湿作用，又善解蛇毒，古云"家有半边莲，可以伴蛇眠"。本品长于清热解毒，尤善解蛇毒，常用治热毒所致痈肿疔疮及蛇虫咬伤，若治毒蛇咬伤、蜂蝎螫伤，可用单味大剂量煎服，药渣外敷，尤以鲜品效佳，或配白花蛇舌草、重楼等；又可利水消肿，用治臌胀水肿、湿热黄疸。此外，还可祛湿，用治湿疹湿疮及手足疥癣。

【用法用量】煎服，9~15g，鲜品 30~60g。外用适量。

【使用注意】虚证水肿忌用。

▲白花蛇舌草　Báihuāshéshécǎo

《广西中药志》

蛇舌草苦，通淋利湿，
解毒清热，癌症可医。

【性能】微苦、甘，寒。归胃、大肠、小肠经。

【功效】清热解毒，利湿通淋。

【应用】

功效	主治
清热解毒 利湿通淋	痈肿疮毒，咽喉肿痛，毒蛇咬伤
	热淋，黄疸
	多种癌症

解析： 白花蛇舌草有较强的清热解毒作用，广泛用于热毒痈肿、毒蛇咬伤及各种癌症，又可利湿通淋。本品苦寒，能清热解毒，用治痈肿疮毒、咽喉肿痛、毒蛇咬伤，若用治痈肿疮毒，可单用鲜品捣烂外敷，或配伍金银花、连翘等；若治毒蛇咬伤，可单用鲜品捣烂绞汁内服或水煎服，渣敷伤口，亦可配伍紫花地丁、半边莲等煎服；又能利湿通淋，用治热淋、湿热黄疸。此外，现代利用本品广泛治疗胃癌、食管癌、直肠癌等多种癌症。

【用法用量】煎服，15~60g。外用适量。

【使用注意】阴疽及脾胃虚寒者忌用。

▲熊胆粉 Xióngdǎnfěn

《新修本草》

速记歌诀

熊胆苦寒，清热解毒，
息风止痉，清肝明目。

【性能】苦，寒。归肝、胆、心经。

【功效】清热解毒，息风止痉，清肝明目。

【应用】

功效	主治
清热解毒	热毒疮痈，痔疮，咽喉肿痛
息风止痉	热极生风，惊痫抽搐
清肝明目	肝热目赤，目生翳膜

解析：熊胆粉善于清热解毒以消痈肿，并主入肝经以息风、明目。本品苦寒清降，善能清热解毒，用治热毒疮痈、痔疮、咽喉肿痛等，若治热毒疮疡，可用水调化涂于患部，或加入冰片少许，用胆汁调涂；且长于清肝凉心，息风止痉，用治热极生风所致惊风、癫痫、抽搐等证，若治小儿痰热惊痫，可用竹沥化服本品；亦能清肝明目退翳，用治肝热目赤、目生翳膜，可外用滴眼或内服。

【用法用量】内服，0.25~0.5g，入丸、散剂。外用适量，研末或水调涂敷患处。

【使用注意】脾胃虚寒者忌服。虚寒证当禁用。

★生地黄　Shēngdihuáng

（《神农本草经》）

速记歌诀

生地甘寒，凉血清热，
养阴生津，鲜品止血。

【性能】甘，寒。归心、肝、肾经。
【功效】清热凉血，养阴生津。
【应用】

功效	主治
清热凉血 养阴生津	热入营血，温毒发斑
	血热出血
	热病伤阴，消渴
	阴虚发热
	津伤便秘

解析：生地黄长于凉血、养阴，为凉血止血养阴生津之要药。本品甘寒质润，入营血分，能清热凉血，用治温热病热入营血、温毒发斑；又可凉血止血，用治血热妄行之吐血、衄血等出血诸证；亦可养阴生津以止渴，用治热病伤阴之烦渴多饮和内热消渴；还可滋阴以降虚火、

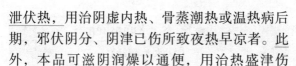

泄伏热，用治阴虚内热、骨蒸潮热或温热病后期，邪伏阴分、阴津已伤所致夜热早凉者。此外，本品可滋阴润燥以通便，用治热盛津伤便秘。

【用法用量】煎服，10~15g。

【使用注意】脾虚湿滞，腹满便溏者不宜使用。

★玄参 Xuánshēn

（《神农本草经》）

速记歌诀

玄参咸寒，泻火解毒，
滋阴凉血，利咽亦可。

【性能】甘、苦、咸，微寒。归肺、胃、肾经。

【功效】清热凉血，滋阴降火，解毒散结。

【应用】

功效	主治
清热凉血解毒散结	热入营血，温毒发斑
	目赤肿痛，咽喉肿痛，白喉，瘰疬，痈肿疮毒
滋阴降火	热病伤阴，津伤便秘，骨蒸劳嗽

解析：玄参善于凉血、滋阴，功似生地黄，又长于散结、降火，且泻火解毒力较强。本品咸寒入血分，能清热凉血，用治热入营血，温毒发斑；又能散结消痈，用治目赤肿痛、咽喉肿痛、白喉、瘰疬、痈肿疮毒，若治咽喉肿痛，常配牛蒡子、薄荷、甘草等；且甘寒质润入肾经，能滋阴生津降火，用治热病伤阴、津伤便秘、骨蒸劳嗽等。

【用法用量】煎服，10~15g。

【使用注意】脾胃虚寒，食少便溏者不宜服

用。不宜与藜芦同用。

【鉴别用药】

药名	共性		个性	
	功效	作用特点	功效	作用特点
生地黄	清热凉血养阴生津	为清热，凉血，养阴之要药，长于清热凉血，故血热出血、内热消渴多用	——	——
玄参		用治热入营血、热病伤阴、阴虚内热等证，二者常相须为用	降火解毒散结	泻火解毒力较强，故咽喉肿痛、痰火瘰疬多用

★牡丹皮 Mǔdānpí

（《神农本草经》）

速记歌诀

丹皮寒苦，凉血化瘀，
骨蒸斑衄，瘀毒可除。

【性能】苦、辛，微寒。归心、肝、肾经。
【功效】清热凉血，活血化瘀。
【应用】

功效	主治
清热凉血 活血化瘀	热入营血，温毒发斑，血热吐衄
	温病伤阴，阴虚发热
	经闭痛经，跌打伤痛
	痈肿疮毒

解析：牡丹皮长于凉血、活血，重在凉血，又善清血分伏热，为治无汗骨蒸之要药。本品苦寒，入心肝血分，善清营血分实热而化斑止血，用治热入营血、温毒发斑、血热吐衄，常配伍生地黄等；亦善入血分而清透阴分伏热，用治温病后期，邪伏阴分，夜热早凉或阴虚内热、无汗骨蒸者；且活血散瘀之力佳，尤宜于血瘀有热者，可活血通经散癥，用治血滞经闭痛经、癥瘕及跌打伤痛，若治血滞经闭、痛经，多配桂枝、茯苓、赤芍、桃仁，如桂枝茯苓丸；又能凉血活血消痈，用治痈肿疮毒，若治肠痈

尚未成脓者，常配大黄、芒硝、桃仁、冬瓜仁，如大黄牡丹皮汤。

【用法用量】煎服，6~12g。清热凉血宜生用，活血化瘀宜酒炙用。

【使用注意】血虚有寒、月经过多者不宜使用。孕妇慎用。

★赤芍 Chìsháo

《开宝本草》

速记歌诀

赤芍苦寒，凉血散瘀，
泄热清肝，忌用藜芦。

【性能】苦、微寒。归肝经。

【功效】清热凉血，散瘀止痛。

【应用】

功效	主治
清热凉血 散瘀止痛	热入营血，温毒发斑，血热吐衄
	肝郁胁痛；经闭痛经，癥瘕；跌打损伤
	目赤肿痛，痈肿疮疡

解析：赤芍功似牡丹皮，善于凉血、活血，重在活血，又长于清肝火、散瘀痛。本品苦寒，专入肝经，善清血分郁热而化斑止血，用治温毒发斑、血热吐衄，常配伍生地黄等药；又长于散瘀止痛，用治肝郁胁痛、经闭痛经、癥瘕及跌打损伤等瘀滞肿痛诸证，若治经闭腹痛，常配当归尾、红花、牡丹皮、桃仁等；亦能入肝经而清肝火，用治肝经风热之目赤肿痛，兼能消痈散肿，用治痈肿疮疡。总之，凡血热、血瘀、肝火所致诸证，均可用之。

【用法用量】煎服，6~12g。

【使用注意】血寒经闭不宜用。不宜与藜芦

同用。

【鉴别用药】

药名	共性		个性	
	功效	作用特点	功效	作用特点
牡丹皮	清热凉血	善清营血分实热而化斑止血；善入血分而清透阴分伏热，为治无汗骨蒸之要药	活血化瘀	长于活血散瘀，尤宜血瘀有热者
赤芍		专入肝经，善清血分郁热而化斑止血；二者均能消痈，用治疮痈	散瘀止痛	长于散瘀止痛，尤宜瘀滞肿痛者；能入肝经而清肝火

▲紫草 Zǐcǎo

（《神农本草经》）

速记歌诀

紫草咸寒，凉血活血，
消肿解毒，斑疹莫缺。

【性能】甘、咸，寒。归心、肝经。

【功效】清热凉血，活血解毒，透疹消斑。

【应用】

功效	主治
清热凉血	血热毒盛，斑疹紫黑，麻疹不透
透疹消斑 活血解毒	疮疡，湿疹，水火烫伤

解析： 紫草长于凉血、活血、透斑疹，又可解毒、滑利二便。本品甘寒清热，咸能入血，可清热凉血活血、透疹消斑，用治血热毒盛、斑疹不透或色紫暗者，常配蝉蜕、赤芍等，如紫草快斑汤，若预防麻疹，常配生甘草煎水服；兼能利尿滑肠，尤适用于斑疹紫黑，二便闭涩者。此外，本品还可凉血解毒，多外用治疗疮疡、湿疹及水火烫伤，可熬膏或用植物油浸泡涂搽。

【用法用量】煎服，5~10g。外用适量。

【使用注意】脾胃虚寒者忌用。反藜芦。

▲水牛角 Shuǐniújiǎo

（《名医别录》）

速记歌诀

牛角咸寒，清热凉血，
又能定惊，解毒莫缺。

【性能】苦，寒。归心、肝经。

【功效】清热凉血，解毒，定惊。

【应用】

功效	主治
清热凉血 解毒定惊	温病高热神昏谵语，惊风；癫狂
	血热毒盛，斑疹吐衄；痈肿疮疡，咽喉肿痛

解析：水牛角功似犀角，而凉血、解毒力缓。本品苦寒泄热，能入心肝血分以清热凉血定惊，用治温热病热入营血之高热神昏谵语、惊风、癫狂，常配生地黄等清热凉血药；亦能泻火解毒、凉血消斑，用治血热毒盛之斑疹吐衄或热毒疮疡、咽喉肿痛，若治血热妄行之吐血衄血，常配生地黄、牡丹皮、赤芍等，如清热地黄丸。

【用法用量】煎服，15~30g，宜先煎3小时以上。水牛角浓缩粉冲服，每次1.5~3g，每日2次。

【使用注意】脾胃虚寒者忌用。

★青蒿　Qīnghāo

(《神农本草经》)

速记歌诀

青蒿苦寒，退热除蒸，
能解暑热，截疟退黄。

【性能】苦、辛，寒。归肝、胆经。

【功效】清虚热，除骨蒸，解暑热，截疟，退黄。

【应用】

功效	主治
清虚热 除骨蒸	温邪伤阴，夜热早凉
	阴虚发热，骨蒸劳热
解暑热	暑热外感，发热烦渴
截疟	疟疾寒热
退黄	黄疸

解析： 青蒿有显著的退虚热作用，又善清伏热、暑热、疟疾寒热和肝胆湿热，为治疟疾要药。本品苦寒清热，辛香透散，长于清透阴分伏热，常用治温热病后期，邪入阴分，夜热早凉，热退无汗证；又有显著的退虚热作用，

用治阴虚发热、骨蒸劳热；<u>亦善截疟和解热，</u>用治疟疾寒热；还可清解暑热，用治外感暑热，发热烦渴者。<u>此外，本品能退黄疸，</u>可用治湿热黄疸之一身面目俱黄，黄色鲜明，舌苔黄腻者。

【用法用量】煎服，6~12g，入汤剂宜后下。

【使用注意】本品苦寒，脾胃虚弱、肠滑泄泻者忌用。

○白薇 Báiwēi

（《神农本草经》）

速记歌诀

白薇咸寒，入血退热，
通淋解毒，清肺泄热。

【性能】苦、咸，寒。归胃、肝、肾经。

【功效】清热凉血，利尿通淋，解毒疗疮。

【应用】

功效	主治
清热凉血	阴虚发热，产后血虚发热，温邪伤阴发热
	阴虚外感
利尿通淋	热淋，血淋
解毒疗疮	疮痈肿毒，咽喉肿痛，毒蛇咬伤

解析： 白薇长于清热，善退虚热、血热和阴分伏热，又可解表、通淋、疗疮。本品咸寒，善入血分，虚实两清，既长于退虚热，又能清热凉血，常用治阴虚发热、产后血虚发热或温热病后期，阴液已伤、余热未尽、夜热早凉者。兼能透邪而清肺热，用治阴虚外感。本品又能利尿通淋，用治热淋、血淋，或治胎前产后的热淋、血淋。亦略具解毒疗疮之功，可内服或外敷，用治疮痈肿毒，咽喉肿痛，毒蛇咬伤。

【用法用量】煎服，5~10g。外用适量。

★地骨皮　Dìgǔpí

《神农本草经》

速记歌诀

地骨皮寒，除蒸退热，
泻火清肺，凉血止血。

【性能】甘，寒。归肺、肝、肾经。

【功效】凉血除蒸，清肺降火。

【应用】

功效	主治
凉血除蒸	阴虚发热
	咯血衄血
	消渴
清肺降火	肺热咳嗽

解析：地骨皮长于清虚热、泻肺火，善治有汗骨蒸，兼能凉血热、止烦渴。本品甘寒清润，善清虚热、除骨蒸，为凉血退热除蒸之佳品，用治阴虚潮热、骨蒸盗汗；又能清血热而止血，用于治疗血热妄行之咳、吐、衄、尿血；兼能泄热邪而生津止烦渴，用治消渴，须与养阴生津药地黄、天花粉等配伍；还能清泄肺热而止咳，用治肺热咳嗽。

【用法用量】煎服，9~15g。

▲银柴胡 Yíncháihú

(《本草纲目》)

速记歌诀

银柴胡寒，善清虚热，
可除疳热，又兼凉血。

【性能】甘，微寒。归肝、胃经。

【功效】清虚热，除疳热。

【应用】

功效	主治
清虚热	阴虚发热，骨蒸劳热
除疳热	小儿疳热

解析： 银柴胡善清虚热，功似地骨皮，又能除疳热，为清疳热要药。本品甘寒，善清虚热，多配青蒿、鳖甲、地骨皮等，如清骨散；又能除小儿疳热，多用治小儿食滞或虫积所致的疳积发热、腹大、消瘦、口渴、毛发干枯者，常配胡黄连、鸡内金等同用。

【用法用量】煎服，3~10g。

【使用注意】本品苦寒，脾胃虚寒者慎用。

▲胡黄连 Húhuánglián

《新修本草》

速记歌诀

胡连苦寒，善清虚热，
除疳退热，湿热可解。

【性能】苦，寒。归肝、胃、大肠经。

【功效】退虚热，除疳热，清湿热。

【应用】

功效	主治
退虚热	阴虚发热，骨蒸潮热
除疳热	小儿疳热
清湿热	泻痢，黄疸，痔疮

解析： 胡黄连功似黄连而力缓，长于退虚热，又可除疳热、清湿热。本品苦寒，善清虚热，用治阴虚发热、骨蒸潮热，配伍见银柴胡条；又能清热消疳，用治小儿疳热，可配党参、白术、使君子等，如肥儿丸；且本品有类似黄连除湿热和解毒的功效，用治泻痢、黄疸、痔疮，但是胡黄连药力不及黄连，故临床多用黄连，而少用本品。

【用法用量】煎服，3~10g。外用适量。

【使用注意】脾胃虚寒者忌用。反藜芦。

第三章

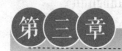

泻下药

凡能引起腹泻，或润滑大肠、促使排便的药物，称为泻下药。

泻下药分为攻下药、润下药和峻下逐水药。

泻下药能通利大便，排除积滞、水饮及其他有害物质，或使实热下泄。适用于以下病证。

主治大便秘结、胃肠积滞、实热内结及水肿停饮等里实证。

应用泻下药应随证配伍解表药、行气药、清热药、温里药等。

泻下药易伤胃气，奏效即止，不可过服。攻下药或峻下逐水药，作用峻猛，易伤正气，故年老体弱、妇女胎前产后及月经前应慎用或忌用。此外作用峻猛而有毒性的泻下药，一定要严格炮制、控制用量，避免中毒。

★大黄 Dàhuáng

《神农本草经》

速记歌诀

大黄泻下，逐瘀退黄，
解毒泻火，虚证勿尝。

【性能】苦，寒。归脾、胃、大肠、肝、心包经。

【功效】泻下攻积，清热泻火，凉血解毒，逐瘀通经，利湿退黄。

【应用】

功效	主治
泻下攻积 清热泻火 凉血解毒 逐瘀通经 利湿退黄	积滞便秘
	血热吐衄，目赤咽肿
	痈肿疔疮，肠痈，烧烫伤
	瘀血经闭，产后瘀阻，跌打损伤
	痢疾，黄疸，淋证，水肿

解析：大黄泻下力强，素有"将军"之号。为治疗积滞便秘的要药，又长于泻火、解毒、逐瘀、退黄。本品苦寒沉降，有较强的泻下作用，尤善治热结便秘，兼能下泄火热或清利湿热；又能解毒凉血，且能逐瘀通经。此外，

本品还可"破痰实"。生大黄泻下作用峻烈，泻火解毒力强；酒大黄泻下作用稍缓，善清上焦血分热毒；熟大黄泻下作用缓和，活血祛瘀作用增强；大黄炭泻下作用极微，兼能凉血化瘀止血。

【用法用量】煎服，3~15g。用于泻下宜生用、后下或泡服。外用适量，研末敷于患处。

【使用注意】孕妇及月经期、哺乳期慎用。

★芒硝 Mángxiāo

《名医别录》

芒硝苦寒，软坚通便，
祛痰清火，冲服可安。

【性能】咸、苦，寒。归胃、大肠经。

【功效】泻下通便，润燥软坚，清火消肿。

【应用】

功效	主治
泻下通便 润燥软坚 清火消肿	实热积滞便秘
	肠痈
	乳痈，痔疮，咽痛，口疮，目赤肿痛

解析：芒硝泻下清热力强，长于软坚，可软燥屎及坚块。本品咸软寒清，善能泄热通便、润燥软坚，常与大黄相须为用，以增强泻下热结作用，如大承气汤、调胃承气汤；兼能清火消肿，可治肠痈，常与大黄、牡丹皮、桃仁等同用，如大黄牡丹汤；且多外用以清热消肿，常用治乳痈、痔疮、咽痛、口疮、目赤肿痛。

【用法用量】6~12g，一般不入煎剂，待汤剂煎得后，溶入汤液中服用。外用适量。

【使用注意】孕妇慎用；不宜与硫黄、三棱同用。

【鉴别用药】

药名	共性		个性
	功效	作用特点	功效
大黄	泄热通便	峻下热结，其药性苦寒泄降，峻下热结，荡涤肠胃，主治热积便秘急症，为治积滞便秘之要药	清热泻火凉血解毒逐瘀通经利湿退黄
芒硝		软坚泻下，善除燥屎坚结，常与大黄相须为用，以增强泻下热结的作用	润燥软坚清热消肿

○番泻叶 Fānxièyè

《饮片新参》

番泻叶寒，通便消肿，
开水泡服，价廉效良。

【性能】甘、苦，寒。归大肠经。

【功效】泻下通便，利水。

【应用】

功效	主治
泻下通便	热结便秘
利水	水肿

解析：番泻叶功似大黄，泻下清热力强，大剂量攻下，小剂量缓泻，兼能利水。本品苦寒泄降，能泻下，清实热，用治热结便秘，亦可用治老年便秘、习惯性便秘，大多单味泡服，或配伍枳实、厚朴等，以增强泻下作用；兼能泻下行水消胀，用治水肿胀满，可单用沸水泡服或配伍使用。

【用法用量】煎服，2~6g，后下，或开水泡服。

【使用注意】孕妇及哺乳期、月经期慎用。

○芦荟 Lúhuì

《药性论》

速记歌诀

芦荟苦寒，清肝通便，
杀虫疗疳，惊搐立安。

【性能】苦，寒。归肝、胃、大肠经。

【功效】泻下通便，清肝泻火，杀虫疗疳。

【应用】

功效	主治
泻下通便 清肝泻火	热结便秘
	惊痫抽搐
杀虫疗疳	小儿疳积
	癣疮

解析： 芦荟能泻下通便，又长于清肝火、杀虫，宜治热结便秘而兼心肝火旺者。本品苦寒泄降，能泻下通便，又善清肝火，用治热结便秘，兼心肝火旺、烦躁失眠者，常配朱砂，如更衣丸，还可用治肝经实火、惊痫抽搐者，常配龙胆、栀子、青黛等，如当归龙荟丸；兼能杀虫疗疳，用治小儿疳积。此外，还可杀虫止痒，外用治疗癣疮。

【用法用量】2~5g，宜入丸散。外用适量，研末敷患处。

【使用注意】孕妇慎用。

第二节　润下药

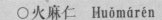

○火麻仁　Huǒmárén

《神农本草经》

麻仁质润，多脂润肠，
肠燥便秘，服之最当。

【性能】甘，平。归脾、胃、大肠经。

【功效】润肠通便。

【应用】

功效	主治
润肠通便	肠燥便秘

解析：火麻仁甘平油润，能润肠通便，兼能补虚，适用于老人、产妇、体弱等津血不足的肠燥便秘。可单用本品研碎煮粥服，或与杏仁、当归等同用，如益血润肠丸；或与大黄、厚朴等同用，如麻子仁丸。

【用法用量】煎服，10~15g。

○郁李仁 Yùlǐrén

《神农本草经》

速记歌诀

郁李仁平，润肠通便，
下气利水，退肿亦善。

【性能】辛、苦、甘，平。归脾、大肠、小肠经。

【功效】润肠通便，下气利水。

【应用】

功效	主治
润肠通便 下气利水	肠燥便秘
	水肿，脚气

解析：郁李仁质润苦降，润肠通便作用较火麻仁强，兼能下气，用治津枯肠燥便秘，常与火麻仁、柏子仁、杏仁等同用，如五仁丸，亦可配伍后用治食积气滞便秘及产后胃肠燥热便秘。本品又能利水消肿，用治水肿、脚气，常与桑白皮、赤小豆等同用，如郁李仁汤。

【用法用量】煎服，6~10g。

【使用注意】孕妇慎用。

○松子仁 Sōngzǐrén

《开宝本草》

速记歌诀

松仁质润，止咳通便，
便秘干咳，服之俱安。

【性能】甘，温。归肺、大肠经。
【功效】润肠通便，润肺止咳。
【应用】

功效	主治
润肠通便	肠燥便秘
润肺止咳	肺燥干咳

解析：松子仁药食两用，润肠兼能润肺。本品甘温油润，入肠能润肠通便，宜治津枯肠燥便秘，可单用松子仁煮粥，或配伍火麻仁、柏子仁等同用；入肺能润肺止咳，用治肺燥咳嗽，可与核桃仁共捣成膏状，加熟蜜，饭后米汤送服。

【用法用量】煎服，5~10g。
【使用注意】脾虚便溏，湿痰者不宜使用。

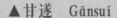

▲甘遂　Gānsuí

（《神农本草经》）

甘遂苦降，泻水逐痰，
散结消肿，服之俱安。

【性能】苦，寒；有毒。归肺、肾、大肠经。

【功效】泻水逐饮，消肿散结。

【应用】

功效	主治
泻水逐饮	水肿，胸腹积水，痰饮积聚，喘咳
	风痰癫痫
消肿散结	痈肿疮毒

解析：甘遂毒性及泻水之力强于大戟、芫花，善行经隧之水湿，又可逐痰、消肿。本品苦寒性降，泻水逐饮力峻，服后可致连续泻下，使潴留之水饮排出体外，用治水肿、胸腹积水、痰饮喘咳，若治胸腹积水，常配大戟、芫花，用大枣煎汤送服，如十枣汤；亦能逐痰涎，用治风痰癫痫，可以甘遂末入猪心内煨过，与朱砂末为丸服，如遂心丹。此外，还可外用消肿

散结，可以甘遂末水调外敷治疗痈肿疮毒。

【用法用量】0.5~1.5g。炮制后多入丸散用。外用适量，生用。

【使用注意】孕妇禁用。不宜与甘草同用。

○京大戟 Jīngdàjǐ

《神农本草经》

大戟苦寒，散结消肿，
泻水逐饮，孕妇禁用。

【性能】苦，寒；有毒。归肺、脾、肾经。

【功效】泻水逐饮，消肿散结。

【应用】

功效	主治
泻水逐饮	水肿，胸腹积水，痰饮积聚，咳喘
消肿散结	痈肿疮毒，瘰疬痰核

解析： 京大戟功似甘遂而力稍逊，偏行脏腑之水湿，又可消肿散结。本品苦寒泻下，功能泻水逐饮，用治水肿、胸腹积水、痰饮喘咳，若治水肿，配伍见甘遂条；亦能消肿散结，用治痈肿疮毒、瘰疬痰核，内服外敷均可。此外，本品有京大戟、红大戟之分，而京大戟泻水逐饮力强，红大戟消肿散结力强。

【用法用量】煎服，1.5~3g；入丸散服，每次 1g；内服醋制用。外用适量，生用。

【使用注意】孕妇禁用。不宜与甘草同用。

○芫花　Yuánhuā

《神农本草经》

速记歌诀

芫花有毒，能消臌胀，
泄水逐饮，杀虫外用。

【性能】苦、辛，温；有毒。归肺、脾、肾经。

【功效】泻水逐饮，祛痰止咳，外用杀虫疗疮。

【应用】

功效	主治
泻水逐饮 祛痰止咳	水肿，胸腹积水，痰饮积聚，咳喘
杀虫疗疮	疥癣秃疮，痈肿，冻疮

解析：芫花功似甘遂、京大戟而力稍逊，长于泻胸胁水饮，并能祛痰止咳、杀虫疗疮。本品苦泄辛温，能泻水逐饮，用治水肿、胸腹积水、痰饮咳喘，常与甘遂、京大戟等同用，如十枣汤、舟车丸等；亦能杀虫疗疮，用治头疮、白秃、顽癣、痈肿及冻疮，可单用研末，或与雄黄同研，猪脂调膏外涂。

【用法用量】煎服，1.5~3g。醋芫花研末吞服，一次 0.6~0.9g，1 日 1 次。外用适量，生用。

【使用注意】虚弱者忌用，孕妇禁用。不宜

与甘草同用。

【鉴别用药】

药名	共性 功效	个性 功效	作用特点
甘遂	峻下逐水 有毒	善行经隧之水湿，泻水逐饮、通利二便之力最强	逐痰涎 消肿散结
京大戟		偏行脏腑之水湿，泻水逐饮、通利二便之力弱于甘遂	消肿散结
芫花		长于泻胸胁水饮，泻水逐饮、通利二便之力最缓	祛痰止咳 杀虫疗疮

○商陆 Shānglù

《神农本草经》

商陆有毒，逐水治肿，
二便通利，疮痈外用。

【性能】苦，寒；有毒。归肺、脾、肾、大肠经。

【功效】逐水消肿，解毒散结。

【应用】

功效	主治
逐水消肿	水肿，臌胀
解毒散结	疮痈肿毒

解析： 商陆能通利二便而消肿满，但药力稍逊，外用可消肿散结。本品苦寒沉降，能逐水消肿，用治水肿臌胀、二便不利之实证，单用有效，或与鲤鱼、赤小豆煮食，还可将本品捣烂，入麝香少许，贴于脐上，以消水肿。本品外用能消肿散结，用治疮痈肿毒，可用鲜商陆根，酌加食盐，捣烂外敷，或煎汤熏洗。

【用法用量】煎服，3~9g。外用适量，煎汤熏洗。

【使用注意】孕妇禁用。

○牵牛子 Qiānniúzǐ

《名医别录》

速记歌诀

牵牛有毒，逐水消肿，
消痰杀虫，实证可攻。

【性能】苦，寒；有毒。归肺、肾、大肠经。

【功效】泻水通便，消痰涤饮，杀虫攻积。

【应用】

功效	主治
泻水通便	水肿
消痰涤饮	痰饮喘咳
杀虫攻积	虫积腹痛

解析： 牵牛子峻泻有毒，能通利二便以除水湿，并能消痰、杀虫。本品苦寒降泄，逐水之力缓于甘遂、京大戟及芫花，用治水肿胀满、形气俱实者；亦能泻肺气、逐痰饮，用治痰饮喘咳；还能杀虫攻积，用治虫积腹痛，常配槟榔、使君子同用。此外，本品有黑白两种，功效基本相同，目前临床已不再分用。

【用法用量】煎服，3~6g。入丸散服，1.5~3g。

【使用注意】孕妇禁用。不宜与巴豆、巴豆霜同用。

▲巴豆霜 Bādòushuāng

《神农本草经》

巴豆辛热，峻下寒积，
豁痰逐水，疮毒可蚀。

【性能】辛，热；有大毒。归胃、大肠经。

【功效】峻下冷积，逐水退肿，豁痰利咽；外用蚀疮。

【应用】

功效	主治
峻下冷积 逐水退肿	寒积便秘
	小儿乳食停积
	腹水臌胀
豁痰利咽	喉风，喉痹
蚀疮	痈肿脓成未溃，疥癣恶疮，疣痣

解析： 巴豆霜毒大力猛，长于峻下冷积，前人喻其有"斩关夺门之功"，并可逐水、豁痰、蚀疮。本品辛热大毒，能峻下寒积、开通肠道闭塞，常用治寒积便秘，病情急剧、气血未衰者。且峻药轻投，还可消积祛痰，用治小儿乳食停积，甚者惊悸；亦可峻泻以消水肿，用治腹水臌胀；又可祛除痰涎以利呼吸，用治喉风、喉痹之痰涎壅塞气道，呼吸急促，甚则窒息欲死者，可单用本品吹入喉部，引起呕吐，

排出痰涎，使梗阻症状得以解除。此外，本品外用能蚀腐肉，疗疮毒，用治痈肿脓成未溃、疥癣恶疮及疣痣。

【用法用量】0.1~0.3g，多入丸散用。外用适量。

【使用注意】孕妇禁用。不宜与牵牛子同用。

【鉴别用药】

药名	共性		个性
	功效	作用特点	功效
大黄	泻下	峻下热结，其药性苦寒泄降，峻下热结，荡涤肠胃，主治热积便秘急症	清热泻火凉血解毒逐瘀通经利湿退黄
巴豆霜		峻下冷积，其药性辛热燥烈，峻下冷积，开通闭塞，主治冷积便秘重症	逐水退肿豁痰利咽外用蚀疮

第四章

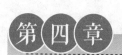

祛风湿药

　　凡以祛风湿、除痹痛为主要作用，治疗痹证的药物，称为祛风湿药。

　　祛风湿药分为祛风寒湿药、祛风湿热药和祛风湿强筋骨药。

　　祛风湿药味多辛苦，性温或寒，多入肝、肾经，主能祛除肌表、经络、筋骨间的风湿，部分药兼能舒筋、通络、止痛及强筋骨。适用于以下病证。

　　主治风寒湿痹、风湿热痹，以及久痹、顽痹等。

　　应用祛风湿药还应随证配伍祛风解表药、渗湿或燥湿药、温经散寒止痛药、清热药、活血通络药、益气养血药、补益肝肾药等。

　　本类药物多芳香温燥，易耗伤阴血，故阴血亏虚者慎用。

★独活　Dúhuó

《神农本草经》

速记歌诀

独活辛苦，能疗诸风，
腰膝痹痛，伏风头痛。

【性能】辛、苦，微温。归肾、膀胱经。
【功效】祛风湿，止痛，解表。
【应用】

功效	主治
祛风湿	风寒湿痹
止痛	风寒夹湿表证
解表	少阴伏风头痛

　　解析： 独活善祛风湿、止痛，又可解表，为治风湿痹痛主药，善治腰以下风寒湿痹及伏风头痛。本品辛散温燥，凡风寒湿邪所致痹证，新久均可用治，尤以下部之痹证为宜；且能发散风寒湿邪而解表，用治风寒表证，兼有湿邪者，但其力弱于羌活，常与羌活、防风、藁本同用，如羌活胜湿汤。本品还善入肾经而搜伏风，用治少阴伏风头痛。此外，其祛风湿之功，亦用于皮肤湿痒，内服或外洗皆可。

【用法用量】煎服，3~10g。外用适量。

【鉴别用药】

药名	共性	
	功效	作用特点
羌活	祛风湿止痛解表	均治风寒湿痹，风寒夹湿表证和头痛；羌活性较燥烈，发散力强，解表为主，尤宜于上半身风寒湿痹
独活		独活性较缓和，发散力弱，祛风湿为主，尤宜于下半身风寒湿痹；二者常配伍用治风寒湿痹，一身尽痛

★威灵仙 Wēilíngxiān

(《新修本草》)

速记歌诀

灵仙咸温，风湿皆用，
消骨软坚，通络止痛。

【性能】辛、咸，温。归膀胱经。

【功效】祛风湿，通络止痛，消骨鲠。

【应用】

功效	主治
祛风湿	风湿痹痛
通络止痛	跌打损伤
消骨鲠	骨鲠咽喉

解析：威灵仙性猛善走，通行十二经脉，长于祛风湿、通络止痛，又善消骨鲠，为治风湿痹痛要药。本品辛散温通，能祛风湿、通经络，止痛作用较强，用治风湿痹痛、肢体麻木、筋脉拘挛、屈伸不利，无论上下皆可应用，尤善治风痹。常可单用研末用酒送服，也可随证配伍相关药物；亦能够消骨鲠，用治骨鲠咽喉，可用本品煎汤，缓缓咽下，亦可和入米醋、砂糖服用。此外，还能通络止痛，用治跌打损伤。

【用法用量】煎服，6~10g。

【使用注意】本品辛散走窜，气血虚弱者慎服。

▲川乌 Chuānwū

(《神农本草经》)

川乌有毒，搜风入骨，
湿痹寒痛，麻醉跌扑。

【性能】辛、苦，热；有大毒。归心、肝、肾、脾经。

【功效】祛风除湿，温经止痛。

【应用】

功效	主治
祛风除湿 温经止痛	风寒湿痹
	心腹冷痛，寒疝
	跌扑伤痛，麻醉止痛

解析： 川乌力强毒大，长于祛风湿、散寒、止痛作用显著，为治风寒湿痹之佳品，尤善治寒痹。本品辛热温通，善能祛风湿、温经止痛，用治风寒湿痹；亦可散寒止痛，用治心腹冷痛、寒疝之阴寒内盛者。因止痛作用强，可用治跌扑伤痛、麻醉止痛。

【用法用量】制川乌煎服，1.5~3g，宜先煎、久煎。生品宜外用，适量。

【使用注意】生品内服宜慎，孕妇忌用。不宜与半夏、川贝母、浙贝母、瓜蒌、天花粉、白及、白蔹同用。

【附药】草乌

为毛茛科植物北乌头的干燥块根。主产于东北、华北。秋季茎叶枯萎时采挖，除去须根及泥沙，干燥。生用或制后用。本品的药性、功效、应用、用法用量、使用注意与川乌相同，而毒性更强。

★蕲蛇 Qíshé

（《雷公炮炙论》）

速记歌诀

蕲蛇走窜，截风要药，
顽痹瘫痪，风病可消。

【性能】甘、咸，温；有毒。归肝经。
【功效】祛风，通络，止痉。
【应用】

功效	主治
祛风 通络 止痉	风湿顽痹，麻木拘挛
	中风口眼㖞斜，半身不遂
	麻风，疥癣
	小儿惊风，破伤风

解析：蕲蛇性温有毒，药力较强，善祛风通络，为截风要药，又可止痉。本品性善走窜，能内走脏腑，外达肌肤而透骨搜风，善治风湿顽痹、中风、麻风疥癣等较重的风病，可用本品制成膏、酒、丸、散，或配羌活、防风、当归等，如白花蛇酒；亦能定惊止抽搐，用治小儿急慢惊风和破伤风，多与乌梢蛇、蜈蚣同用，如定命散。

【用法用量】煎服，3~9g；研末吞服，每次1~1.5g，每日2~3次。或酒浸，熬膏，入丸、散服。
【使用注意】血虚生风者慎服。

137

▲乌梢蛇　Wūshāoshé

（《药性论》）

速记歌诀

乌梢蛇平，功同蕲蛇，
善治顽痹，无毒缓和。

【性能】甘，平。归肝经。

【功效】祛风，通络，止痉。

【应用】

功效	主治
祛风 通络 止痉	风湿顽痹，麻木拘挛
	中风口眼㖞斜、半身不遂
	麻风，疥癣
	小儿惊风，破伤风

解析：乌梢蛇功同蕲蛇，性平无毒而力较缓。本品其性走窜，能祛内外之风邪，又能通络止痒，用治风湿顽痹、中风、麻风疥癣之内外风毒证，可制酒或与全蝎、蜈蚣、天南星等同用；亦能定惊止抽搐，用治小儿急慢惊风和破伤风。

【用法用量】煎服，6~12g；研末，每次2~3g；或入丸剂、酒浸服。外用适量。

【使用注意】血虚生风者慎服。

【鉴别用药】

药名	共性	
	功效	作用特点
金钱白花蛇	祛风通络止痉	三者均可用治内外风毒壅滞之证，尤善治病久邪深者；金钱白花蛇性温燥，有毒而力最强
蕲蛇		蕲蛇性温燥，有毒而力次之
乌梢蛇		乌梢蛇性平，无毒而力最弱

★木瓜 Mùguā

（《名医别录》）

速记歌诀

木瓜酸温，舒筋化湿，
湿痹脚气，转筋可医。

【性能】酸，温。归肝、脾经。

【功效】舒筋活络，和胃化湿。

【应用】

功效	主治
舒筋活络 和胃化湿	湿痹拘挛，腰膝酸痛
	脚气
	吐泻转筋
补充：消食生津	消化不良，津伤口渴

解析：木瓜长于舒筋活络，为治湿痹筋脉拘挛之要药，又可化湿生津。本品味酸入肝，有较好的舒筋活络作用，且能化湿，为治风湿痹痛、腰膝关节酸重疼痛和脚气肿痛之常用药；亦能治吐泻转筋，可使湿浊得化，中焦调和，还可舒筋活络，而缓足腓挛急。本品还能消食和生津，用治消化不良和津伤口渴。

【用法用量】煎服，6~9g。

【使用注意】胃酸过多者不宜服用。

第二节　祛风湿热药

★秦艽　Qínjiāo

（《神农本草经》）

速记歌诀

秦艽苦辛，风药润剂，
退黄除蒸，荣筋除湿。

【性能】辛、苦，平。归胃、肝、胆经。

【功效】祛风湿，止痹痛，退虚热，清湿热。

【应用】

功效	主治
祛风湿 止痹痛	风湿痹证
	中风
清湿热	黄疸
退虚热	骨蒸潮热，疳积发热

解析：秦艽长于祛风湿、止痹痛，又可清湿热、退虚热，为"风药之润剂"，治虚热要药。本品苦辛微寒，质润不燥，能祛风湿、舒经络、止痹痛，用治各种寒热新久之风湿痹证或中风，因其兼能清热，尤宜于热痹，可配防己、知母、忍冬藤等，属寒者，可配羌活、独活等；亦能利湿退黄，用治湿热黄疸，常配茵

陈、栀子等；<u>又能退虚热，</u>用治骨蒸潮热或疳积发热，若治骨蒸劳热，常配柴胡、鳖甲、地骨皮等，如秦艽鳖甲散。此外，本品尚能治痔疮、肿毒等。

【用法用量】煎服，3~10g。

★防己 Fángjǐ

《神农本草经》

速记歌诀

防己寒苦，善祛风湿，
解毒清热，痛肿可医。

【性能】苦，寒。归膀胱、肺经。

【功效】祛风止痛，利水消肿。

【应用】

功效	主治
祛风止痛	风湿痹证
利水消肿	水肿，脚气
燥湿清热	湿疹疮毒

解析：防己性寒，长于祛风湿、止痛，为治风湿热痹及湿热身痛之要药，又善利水消肿。本品苦寒泄降，能祛风止痛，又可清热，用治风湿痹证，尤宜湿热痹痛，常配桑枝、威灵仙等；亦能利水，清下焦湿热，用治水肿、腹水、脚气；又能清湿热，用治湿疹疮毒。此外，本品有降压作用，且汉防己长于利水消肿，木防己长于祛风止痛。

【用法用量】煎服，5~10g。

【使用注意】本品苦寒易伤胃气，胃纳不佳及阴虚体弱者慎服。

○豨莶草　Xīxiāncǎo

《新修本草》

豨莶草寒，祛风除湿，
通络解毒，筋骨通利。

【性能】辛、苦，寒。归肝、肾经。

【功效】祛风湿，利关节，解毒。

【应用】

功效	主治
祛风湿 利关节	风湿痹痛
	中风半身不遂
解毒	风疹，湿疮，痈肿疮毒

解析： 豨莶草药力平和，能祛风湿、降血压，尤善祛筋骨间风湿，宜治拘挛麻木，手足不遂者，又可解疮毒。本品辛苦寒，能祛风湿、通经络、利关节；且能清解疮毒、祛湿热，用治痈肿疮毒、风疹、湿疮，内服外用均可。

【用法用量】煎服，9~12g。外用适量。治风湿痹痛、半身不遂宜制用，治风疹湿疮、痈肿疮毒宜生用。

○络石藤 Luòshíténg

（《神农本草经》）

速记歌诀

络石通络，清热祛风，
凉血消肿，痈伤可平。

【性能】苦，微寒。归心、肝、肾经。

【功效】祛风通络，凉血消肿。

【应用】

功效	主治
祛风通络 凉血消肿	风湿热痹，筋脉拘挛
	喉痹，痈肿
	跌仆损伤

解析：络石藤长于祛风通络，善治风湿热痹、筋脉拘挛者，又可凉血消痈。本品性微寒，能祛风通络，兼能清热，宜治痹痛偏热性者，用治风湿热痹、筋脉拘挛，可单用本品浸酒服，也可与五加皮、牛膝等同用；亦能凉血消肿，用治喉痹、痈肿及跌打损伤。若用治热毒咽喉肿痛，可单用本品水煎，慢慢含咽。

【用法用量】煎服，6~12g。

○雷公藤 Léigōngténg

（《本草纲目拾遗》）

速记歌诀

公藤大毒，善治顽痹，
止痛杀虫，通络除湿。

【性能】苦、辛，寒；有大毒。归肝、肾经。

【功效】祛风除湿，活血通络，消肿止痛，杀虫解毒。

【应用】

功效	主治
祛风除湿 活血通络 消肿止痛	风湿顽痹
杀虫解毒	麻风，顽癣，湿疹，疥疮

解析： 雷公藤有较强的祛风湿、通络、止痛作用，为治风湿顽痹要药，又可攻毒杀虫。本品性寒毒大，长于祛风除湿、活血通络、消肿止痛，善治风湿顽痹，可单用内服，外敷或与威灵仙、独活等祛风湿药同用，亦可攻毒杀虫、祛湿止痒，用治麻风、顽癣、湿疹及疥疮，可单用或入复方。此外，现代临床多用治疗类风湿关节炎、风湿性关节炎、肾小球肾炎、肾病综合征、红斑狼疮等。

【用法用量】煎服，去皮根木质部分 15~25g；带皮根 10~12g，均需文火煎 1~2 小时。也可制成糖浆、浸膏片等。若研粉装胶囊服，每次 0.5~1.5g，每日 3 次。外用适量，研粉或捣烂敷；或制成酊剂、软膏涂擦。

【使用注意】凡有心、肝、肾器质性病变及白细胞减少者慎服；孕妇禁服。

○老鹳草　Lǎoguàncǎo

《救荒本草》

速记歌诀

老鹳草苦，祛风除湿，
通络解毒，泻痢可止。

【性能】辛、苦，平。归肝、肾、脾经。

【功效】祛风湿，通经络，止泻痢，清热解毒。

【应用】

功效	主治
祛风湿 通经络	风湿痹证
止泻痢	泄泻痢疾
清热解毒	疮疡

解析： 老鹳草有较好的祛风湿、通经络作用，善治痹痛拘挛，又可解热毒、止泻痢。本品辛苦，性善疏通，能祛风湿、通经络，用治风湿痹痛、麻木拘挛、筋骨酸痛，可单用煎服、熬膏，或与威灵仙、鸡血藤等同用；亦能止泻痢，用治湿热或热毒泻痢，可单用或与黄连、马齿苋等同用；还能清热解毒，用治疮疡，内服外用皆可。

【用法用量】煎服，9~15g；或熬膏、酒浸服。外用适量。

▲五加皮 Wǔjiāpí

(《神农本草经》)

速记歌诀

加皮辛苦，祛风除湿，
强筋壮骨，水肿可医。

【性能】辛、苦，温。归肝、肾经。

【功效】祛风湿，补肝肾，强筋骨，利水消肿。

【应用】

功效	主治
祛风湿	风湿痹证
补肝肾 强筋骨	筋骨痿软，行走乏力，小儿行迟
利水消肿	水肿，脚气

解析： 五加皮能祛风湿，而补肝肾、强筋骨之力较强，兼可利水消肿。本品辛散苦燥，甘温补利，能祛风湿、补肝肾、强筋骨，用治风湿痹痛或肝肾不足所致筋骨痿软、行走无力、小儿行迟等，若治前者，可单用浸酒饮，或配伍独活、桑寄生、木瓜等祛风湿药；若治后者可配牛膝、杜仲、淫羊藿等补肝肾、强筋骨药。

此外，本品尚有利水作用，用治水肿、脚气，常配茯苓皮、大腹皮等，如五皮饮。

【用法用量】煎服，5~10g；或酒浸、入丸散服。

★桑寄生 Sāngjìshēng

(《神农本草经》)

速记歌诀

寄生性平，善治腰痛，
祛风除湿，安胎可用。

【性能】苦、甘，平。归肝、肾经。

【功效】祛风湿，补肝肾，强筋骨，安胎元。

【应用】

功效	主治
祛风湿	风湿痹痛
补肝肾	头晕目眩
强筋骨	
安胎元	妊娠漏血，胎动不安；崩漏经多

解析：桑寄生善治腰痛，能祛风湿，又长于补肝肾、强筋骨，兼可安胎。本品苦燥甘补，能祛风湿，又长于补肝肾、强筋骨，用治风湿痹痛，尤宜于兼有肝肾不足、腰膝酸痛者，常配独活、牛膝、杜仲、当归等，如独活寄生汤；亦能补肝肾、养血而安胎，可治肝肾虚损、冲任不固之胎漏、胎动不安，常配与艾叶、阿胶、续断、杜仲等。此外，本品还能补肝肾以平肝降压，用治高血压头晕目眩属肝肾不足者，可配杜仲、牛膝等。

【用法用量】煎服，9~15g。

○狗脊　Gǒujǐ

（《神农本草经》）

速记歌诀

狗脊性温，善强腰脊，
内补肝肾，外祛风湿。

【性能】苦、甘，温。归肝、肾经。

【功效】祛风湿，补肝肾，强腰膝。

【应用】

功效	主治
祛风湿	风湿痹痛
补肝肾	腰膝酸软，下肢无力
强腰膝	遗尿尿频，白带过多

解析：狗脊长于补肝肾、强腰膝，善治腰背脊柱强痛，兼可祛风湿、补肾固涩。本品能行能补，苦温可散风寒湿邪，甘温可补肝肾、强腰膝，用治风湿痹痛或肝肾虚损之腰膝酸软、下肢无力者，尤宜于兼有风寒湿邪所致腰痛脊强、不能俯仰者，多与杜仲、续断等同用，如狗脊饮；兼能温补固摄，用治遗尿、尿频和妇女白带过多。

【用法用量】煎服，6~12g。

【使用注意】肾虚有热，小便不利，或短涩黄赤者慎服。

第五章

化 湿 药

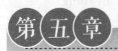

凡气味芳香，具有化湿运脾作用的药物，称为化湿药。

化湿药多辛苦温燥，气味芳香，主入脾、胃经，功能化湿行气，健脾助运以祛湿邪。适用于以下病证。

主治湿阻中焦之脘腹胀满，恶心呕吐、食欲不振，肢体困重，大便溏薄，口甘多涎，舌苔白腻。部分药物亦可用于湿温、暑湿证。

应用化湿药还应随证配伍温里药、清热燥湿药、行气药、补脾药、利湿药等。

化湿药偏于温燥，易致伤阴，故阴虚者慎用。又因其气味芳香，富含挥发油，入汤剂不宜久煎，以免降低药效。

★广藿香 Guǎnghuòxiāng

（《名医别录》）

藿香微温，能止呕吐，
芳化湿浊，更可解暑。

【性能】辛，微温。归脾、胃、肺经。
【功效】芳香化湿，和中止呕，发表解暑。
【应用】

功效	主治
芳香化湿	湿阻中焦
和中止呕	呕吐
发表解暑	暑湿，湿温初起

解析：广藿香化湿之力强于佩兰，为芳香化湿浊要药，又可解暑、止呕。本品芳香性温，可化湿浊，用治湿浊中阻之脘腹胀满、食欲不振、恶心呕吐者，常配苍术、厚朴等，如不换金正气散；兼能和中止呕，用治多种呕吐，尤善治湿浊中阻所致呕吐，单用有效或常配伍止呕要药半夏同用；还能解暑，可治暑湿、湿温初起，若治暑月外感风寒，内伤生冷所致寒热头痛、脘痞呕恶泄泻者，常配紫苏、半夏、厚朴等，如藿香正气散。

【用法用量】煎服，3~10g。

○佩兰　Pèilán

（《神农本草经》）

速记歌诀

佩兰辛平，芳香化湿，
和中解暑，脾瘅可医。

【性能】辛，平。归脾、胃、肺经。

【功效】芳香化湿，醒脾开胃，发表解暑。

【应用】

功效	主治
芳香化湿 醒脾开胃 发表解暑	湿阻中焦
	脾瘅证
	暑湿，湿温初起

　　解析：佩兰功似藿香而性平，长于化湿、解暑，又善治脾经湿热之脾瘅证。本品芳香化湿，用治湿阻中焦证，常与苍术相须为用；亦可化湿浊、除陈气，用治脾经湿热导致口中甜腻、多涎、口臭之脾瘅证，可单用煎汤服，如兰草汤；兼能解暑，用治暑湿、湿温初起，可配藿香、薏苡仁、滑石等。

　　【用法用量】煎服，3~10g。

★苍术 Cāngzhú

(《神农本草经》)

速记歌诀

苍术苦温，长于燥湿，
散寒明目，湿病可医。

【性能】辛、苦，温。归脾、胃、肝经。

【功效】燥湿健脾，祛风散寒，明目。

【应用】

功效	主治
燥湿健脾 祛风散寒	湿阻中焦，泄泻，水肿
	风湿痹痛，脚气痿躄
	风寒感冒
明目	夜盲症，眼目昏涩

解析： 苍术温燥辛散，内可燥湿健脾，外可发汗、祛风湿，为湿阻中焦之要药，兼可明目。本品芳香燥烈，有较强的燥湿健脾作用，用治湿阻中焦、泄泻、水肿，若治湿阻中焦者，常配伍厚朴、陈皮、甘草，如平胃散；且辛散温燥，能祛风湿，用治风湿痹痛、脚气；兼能发汗，用治风寒感冒，尤宜于风寒表证夹湿者。此外，苍术还可明目，用于夜盲症及眼目昏涩。总之，凡湿邪为病，不论表里上下，皆可应用。

【用法用量】煎服，3~9g。

★厚朴 Hòupò

《神农本草经》

厚朴温苦，燥湿消痰，
下气除满，去呕胀痰。

【性能】苦、辛，温。归脾、胃、肺、大肠经。

【功效】燥湿消痰，下气除满。

【应用】

功效	主治
燥湿消痰 下气除满	湿阻中焦
	食积气滞，腹胀便秘
	痰饮喘咳
	梅核气

解析： 厚朴以苦味为重，长于燥湿、下气、消积，为消除胀满之要药，兼可平喘。本品苦燥辛散，能行气燥湿，用治湿阻中焦，常配苍术、陈皮、甘草，如平胃散；亦可下气消积除胀满，用治食积气滞、腹胀便秘，常配大黄、枳实，如厚朴三物汤；还可下气消痰平喘，用治痰饮喘咳或下气消痰宽中，用治七情郁结、痰气互阻之梅核气，常配半夏、茯苓、生姜、紫苏梗，如半夏厚朴汤。

【用法用量】煎服，3~10g。

【使用注意】本品辛苦温燥，易耗气伤津，故气虚津亏者及孕妇当慎用。

【鉴别用药】

药名	共性		个性
	功效	作用特点	功效
苍术	辛苦温燥湿	常相须为用，治疗湿阻中焦；芳香燥烈，有较强的燥湿健脾作用，为治湿阻中焦之要药	祛风湿祛风散寒明目
厚朴		以苦味为重，可苦降下气消积除胀满，或下气消痰平喘；可除无形之湿满，或有形之实满，为消除胀满之要药	消痰下气消积

▲砂仁 Shārén

(《药性论》)

速记歌诀

砂仁温中，化湿行气，
胎动吐泻，后下为宜。

【性能】辛，温。归脾、胃、肾经。

【功效】化湿行气，温脾止泻，理气安胎。

【应用】

功效	主治
化湿行气	湿阻中焦，脾胃气滞
温中止泻	脾胃虚寒，呕吐泄泻
理气安胎	妊娠恶阻，胎动不安

解析： 砂仁长于化湿、行气、温中，作用偏于中下焦，善祛脾经寒湿浊邪，宜治脾寒泄泻，并能安胎。本品辛温芳香，善能化湿行气，为醒脾调胃要药，用治脾胃湿阻或气滞所致脘腹胀痛、不思饮食者，常配苍术、厚朴、陈皮等；亦善温中以止吐泻，用治脾胃虚寒之呕吐泄泻，常配干姜、附子等；又能行气和中而止呕安胎，用治妊娠恶阻、胎动不安，若治妊娠胃虚气逆，胎动不安，常配白术、紫苏梗等。

【用法用量】煎服，3~6g，后下。

【使用注意】阴虚血燥者慎用。

【附药】砂仁壳

为砂仁之果壳。性味功效与砂仁相似，而温性略减，药力薄弱，适用脾胃气滞、脘腹胀痛、呕恶食少等症。用量同砂仁。

▲豆蔻 Dòukòu

《名医别录》

速记歌诀

白豆蔻温，善行肺脾，
行气化湿，止呕消食。

【性能】辛，温。归肺、脾、胃经。

【功效】化湿行气，温中止呕，开胃消食。

【应用】

功效	主治
化湿行气 温中止呕 开胃消食	湿阻中焦，脾胃气滞，食积
	湿温初起，胸闷不饥
	寒湿呕吐

解析：豆蔻长于化湿、行气、温中，作用偏于中上焦，善去肺胃经寒湿浊邪，宜治胃寒呕吐及湿温初起。本品辛温芳香，入肺及脾胃经，能化湿行气、开胃消食，用治脾胃湿阻、气滞或湿温初起；又能行气温中止呕，用治寒湿呕吐，尤宜胃寒呕吐，可单用为末，或配藿香、半夏等，用治小儿胃寒吐乳，可配砂仁、甘草研细末服。

【用法用量】煎服，3~6g，后下。

【使用注意】阴虚血燥者慎用。

【鉴别用药】

药名	共性		个性
	功效	作用特点	功效
砂仁	化湿行气温中止吐止泻	二者常相须为用，治疗湿阻中焦及脾胃气滞证；化湿行气力略胜，偏中、下焦，善温脾而止泻；为醒脾和胃之要药	理气安胎
豆蔻		化湿行气之力偏中上焦，善温胃而止呕，还可用治湿温初起	开胃消食

【附药】豆蔻壳

为豆蔻的果壳。性味功效与豆蔻相似，但温性不强，力亦较弱。适用于湿阻气滞所致的脘腹痞闷，食欲不振，呕吐等。煎服，3~6g。

○草果　Cǎoguǒ

（《饮膳正要》）

速记歌诀

草果燥烈，止呕温中，
除痰截疟，瘟疫悉去。

【性能】辛，温。归脾、胃经。

【功效】燥湿温中，截疟除痰。

【应用】

功效	主治
燥湿温中	寒湿中阻证
截疟除痰	疟疾，痰饮，瘟疫发热

解析：草果燥湿散寒作用较强，宜治脾胃寒湿之证，又可截疟。本品辛香燥烈，能燥湿温中，用治寒湿阻滞脾胃所致脘腹胀满、疼痛、吐泻，舌苔浊腻者，多配苍术、厚朴、半夏等；又能截疟，用治疟疾和痰饮，尤宜于寒湿偏盛之疟疾，可配常山、柴胡、知母等，如草果饮。此外，还可用治山岚瘴气、秽浊湿邪所致瘴疟。

【用法用量】煎服，3~6g。

【使用注意】阴虚血燥者慎用。

第六章

利水渗湿药

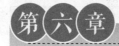

凡以通利水道，渗泄水湿为主要作用，治疗水湿内停病证的药物，称为利水渗湿药。

利水渗湿药分为利水消肿药、利尿通淋药和利湿退黄药。

利水渗湿药多味甘淡或苦，主入膀胱、小肠、肾、脾经，主能利水渗湿、通利小便，促使体内水湿外排。适用于以下病证。

小便不利、水肿、痰饮、淋证、黄疸、湿疮、湿温病、湿痹、带下等水湿诸证。

应用利水渗湿药应随证配伍宣肺解表药、温补脾肾药、健脾药、化湿药、清热药、凉血止血药、温里药、行气药等。

利水渗湿药易伤阴液，故阴亏津少、肾虚遗精遗尿者宜慎用或忌用。

★茯苓 Fúlíng

《神农本草经》

速记歌诀

茯苓甘平，利水要药，
健脾宁心，亦通水道。

【性能】甘、淡，平。归心、肺、脾、肾经。

【功效】利水渗湿，健脾，宁心。

【应用】

功效	主治
利水渗湿 健脾 宁心	水肿
	痰饮眩悸
	脾虚证
	心悸，失眠

解析：茯苓药食两用，长于利水渗湿，为利水消肿和治痰饮病之要药，又可健脾、安神。本品药性平和，利水而不伤正气，用治寒热虚实各种水肿，常配猪苓、泽泻以加强利水渗湿作用；亦善渗水湿以化痰饮，用治痰饮眩悸，常配白术、茯苓以加强健脾利湿之功，如五苓散、苓桂术甘汤；又能健脾，用治脾虚倦

怠、食少便溏，常配人参、白术、薏苡仁、白
扁豆等，如参苓白术散；兼能益心脾以宁心安
神，用治心悸、失眠，常配朱砂、酸枣仁、远
志等。

【用法用量】煎服，10~15g。

【附药】茯苓皮、茯神

茯苓皮　本品为茯苓的干燥外皮。性味甘、
淡、平；归心、肺、脾、肾经。功能利水消肿。
适用于水肿，小便不利。煎服 15~30g。

茯神　本品为茯苓中间包有松枝或松根的
白色部分。性味甘、淡，平；归心、肺、脾、
肾经。功能宁心安神。适用于心神不安，惊悸，
健忘，失眠。煎服 10~15g。

★薏苡仁 Yìyǐrén

(《神农本草经》)

速记歌诀

苡仁甘淡，利水健脾，
渗湿除痹，脓毒可医。

【性能】甘、淡、凉。归脾、胃、肺经。

【功效】利水渗湿，健脾止泻，除痹，排脓，解毒散结。

【应用】

功效	主治
利水渗湿	小便不利，水肿，脚气
健脾止泻	脾虚泄泻
除痹	湿痹拘挛
排脓	肺痈，肠痈
解毒散结	赘疣，癌肿

解析：薏苡仁功似茯苓而力缓，长于利水渗湿，又可健脾、除痹、排脓。本品淡渗利湿，兼能健脾，用治水肿、小便不利、脚气等水湿证，尤宜于脾虚湿盛之泄泻，若治前者，常配茯苓、泽泻、木瓜等，若治后者，常配白术、山药等；亦能渗湿以舒筋脉，缓挛急，用治风湿痹痛、经脉挛急，可单用本品煮粥服，或配羌活、独活、防风、白术等，如薏苡仁散；且

本品性偏凉，还能清热排脓，用治肺痈、肠痈，若治肺痈咳吐脓痰，可配苇茎、桃仁、冬瓜仁等，即苇茎汤。此外，还能解毒散结，用治赘疣、癌肿。

【用法用量】煎服，9~30g。

【使用注意】本品性质滑利，孕妇慎用。

【鉴别用药】

药名	共性		个性	
	功效	作用特点	功效	作用特点
茯苓	甘淡，归脾经利水渗湿健脾	利水渗湿、健脾之力强于薏苡仁；为利水消肿要药，可配伍用治寒热虚实各种水肿和脾虚证；常用治痰饮眩悸，为治痰饮病之要药	宁心	心悸，失眠
薏苡仁		均治小便不利，水肿和脾虚湿盛证，常相须为用	除痹排脓解毒散结	湿痹拘挛；肺痈，肠痈；赘疣，癌肿

▲ 猪苓　Zhūlíng

(《神农本草经》)

速记歌诀

猪苓甘淡，善利水道，
利水功多，肿泄淋消。

【性能】甘、淡，平。归肾、膀胱经。

【功效】利水渗湿。

【应用】

功效	主治
利水渗湿	小便不利，水肿，泄泻，淋浊，带下

解析： 猪苓甘淡渗泄，利水作用较茯苓强，凡水湿滞留者均可用。古方有单用本品为末，热水调服即可取效，如《子母秘录》治妊娠足肿、《杨氏产乳方》治通身肿满，临床多入复方用，用治小便不利、水肿，常配茯苓、泽泻等，若阴虚则配阿胶、滑石等，如猪苓汤。

【用法用量】煎服，6~12g。

【鉴别用药】

药名	共性		个性
	功效	作用特点	功效
猪苓	利水渗湿	均能用治小便不利，水肿等水湿内停者；利水作用较强，无补益之功	——
茯苓		药性平和，能补能利	健脾宁心

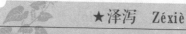

★泽泻 Zéxiè

(《神农本草经》)

速记歌诀

泽泻甘寒，利水功强，
泄热降脂，水肿勿忘。

【性能】甘、淡，寒。归肾、膀胱经。
【功效】利水渗湿，泄热，化浊降脂。
【应用】

功效	主治
利水渗湿	小便不利，水肿，泄泻，痰饮
泄热	热淋，遗精
化浊降脂	高脂血症

解析：泽泻利水作用较强，善治痰饮眩晕，兼泄肾及膀胱之热，又可化浊降脂。本品甘淡渗湿，能利水渗湿，为治水湿诸证常用药，若治渴欲饮水、水入即吐、小便不利，常配茯苓、猪苓、桂枝，如五苓散，若治痰饮眩晕，常配白术，如泽泻汤；且本品性寒能泄肾及膀胱之热，尤宜治下焦湿热，用治热淋、遗精，多配茯苓、猪苓等，如五苓散；兼能化浊降脂，用治高脂血症，可配决明子、荷叶等。

【用法用量】煎服，6~10g。

○香加皮　Xiāngjiāpí

《中药志》

速记歌诀

香加利水，能祛风湿，
强筋健骨，多用不宜。

【性能】辛、苦，温；有毒。归肝、肾、心经。

【功效】利水消肿，祛风湿，强筋骨。

【应用】

功效	主治
利水消肿	下肢浮肿，心悸气短
祛风湿 强筋骨	风寒湿痹，腰膝酸软

解析：香加皮有毒，长于强心利尿，又可祛风湿。本品入心肾二经，有温助心肾、利水消肿作用，常用治下肢浮肿、心悸气短之心衰患者，多配黄芪、葶苈子等；亦能祛风湿、强筋骨，常用治风寒湿痹、腰膝酸软之肝肾不足者。此外，本品有毒，不宜多用或久用，不能与地高辛等强心苷类药同用。

【用法用量】煎服，3~6g。

【使用注意】本品有毒，不宜过量服用。

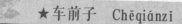

★车前子 Chēqiánzǐ

（《神农本草经》）

速记歌诀

车前寒滑，清热利尿，
止泻祛痰，明目奇效。

【性能】甘，寒。归肝、肾、肺、小肠经。

【功效】清热利尿通淋，渗湿止泻，明目，祛痰。

【应用】

功效	主治
清热利尿通淋	热淋，水肿
渗湿止泻	泄泻
明目	目赤肿痛，目暗昏花
祛痰	痰热咳嗽

解析： 车前子长于清热利水，且可渗湿止泻，并能明目、祛痰。本品甘寒滑利，善于利水清热，用治热淋、水肿；亦能利水湿，分清浊而止泻，即"利小便以实大便"，用治暑湿泄泻，尤宜于湿盛之水泻；又能清肝明目；还能清肺化痰。

【用法用量】煎服，9~15g，宜包煎。

【使用注意】肾虚精滑者及孕妇慎用。

【附药】车前草

为车前的干燥全草，性味归经同车前子，功能清热利尿通淋，祛痰，凉血，解毒。适用于热淋涩痛，暑湿泄泻，吐血衄血，痈肿疮毒等。煎服 9~30g。

▲滑石　Huáshí

（《神农本草经》）

滑石寒滑，利窍祛湿，
清解暑热，疮疹可医。

【性能】甘、淡，寒。归膀胱、肺、胃经。

【功效】利尿通淋，清热解暑，收湿敛疮。

【应用】

功效	主治
利尿通淋 清热解暑	热淋，石淋
	暑湿，湿温初起
祛湿敛疮	湿疮，湿疹，痱子

解析：滑石内服长于清热利水、清解暑热，外用兼能收湿敛疮。本品寒能清热，滑可利窍，功能清膀胱热结而通利水道，用治热淋及石淋；又能利湿以清暑热，常用治暑湿及湿温初起，若治暑热烦渴泻利，常配甘草，即六一散。此外，本品外用能清热收湿敛疮，用治湿疮、湿疹及痱子，可单用，或配石膏、枯矾等。

【用法用量】煎服，10~20g。滑石块先煎，滑石粉包煎。外用适量。

【使用注意】脾虚、热病伤津及孕妇慎用。

▲木通 Mùtōng

（《神农本草经》）

速记歌诀

木通苦寒，利水尤多，
清心下乳，血脉可活。

【性能】苦，寒。归心、小肠、膀胱经。

【功效】利尿通淋，清心除烦，通经下乳。

【应用】

功效	主治
利尿通淋 清心除烦 通经下乳	淋证，水肿
	心烦尿赤，口舌生疮
	经闭乳少，湿热痹证

　　解析： 木通长于利尿通淋，善清心与小肠之火，并能通血脉而下乳、利关节。本品苦寒，能利水通淋、导热下行，用治淋证、水肿；又善清心与小肠之火，用治心火上炎或心火下移小肠之口舌生疮、心烦尿赤，常配生地黄、甘草、竹叶，如导赤散；亦能通经下乳，用治产后乳少和闭经，若通乳，可用单品与猪蹄煮食，或与王不留行、穿山甲等配伍。此外，还可通血脉、利湿热，用治湿热痹证。

【用法用量】煎服，3~6g。

【使用注意】孕妇慎用。

○瞿麦 Qúmài

（《神农本草经》）

速记歌诀

瞿麦苦寒，通淋有功，
活血通经，孕妇慎用。

【性能】苦，寒。归心、小肠经。

【功效】利尿通淋，活血通经。

【应用】

功效	主治
利尿通淋	淋证
活血通经	闭经，月经不调

解析： 瞿麦为治淋证之常用药，能利尿通淋，兼活血通经。本品苦寒泄降，善清心与小肠之火而利尿通淋，用治热淋、血淋、石淋，若治热淋，常配萹蓄、木通、滑石等，如八正散；亦能活血通经，用治血热瘀阻之经闭或月经不调，可配桃仁、红花等。

【用法用量】煎服，9~15g。

【使用注意】孕妇慎用。

○地肤子 Dìfūzǐ

（《神农本草经》）

速记歌诀

地肤子苦，能利湿热，
祛风止痒，作用平和。

【性能】辛、苦，寒。归肾、膀胱经。

【功效】清热利湿，祛风止痒。

【应用】

功效	主治
清热利湿	淋证
祛风止痒	阴痒带下，风疹，湿疹，皮肤瘙痒

解析： 地肤子作用较平和，能清利湿热、止痒，多入复方作为佐使。本品苦寒泄降，能利湿通淋，用治湿热淋证，可配木通、瞿麦等，如地肤子汤；亦能清利祛风止痒，为治皮肤病的常用药，用治阴痒带下，可配苦参、蛇床子等煎汤外洗，用治风疹、湿疹、皮肤瘙痒，可配黄柏、白鲜皮等内服。

【用法用量】煎服 9~15g。外用适量，煎汤熏洗。

○海金沙 Hǎijīnshā

(《嘉祐本草》)

速记歌诀

海金沙寒，诸淋宜用，
湿热可除，尤善止痛。

【性能】甘、咸，寒。归膀胱、小肠经。
【功效】利尿通淋，止痛。
【应用】

功效	主治
利尿通淋	热淋、血淋、石淋、膏淋
止痛	
补充：利水消肿	水肿

解析：海金沙长于利尿通淋止痛，善止尿道疼痛，为治诸淋涩痛之要药，并能排石、利水。本品其性下降，善清小肠、膀胱湿热，能利水通淋，为治热淋、血淋、石淋及膏淋的常用药，且因本品有排石作用，用治肝胆结石，可配金钱草、鸡内金等；亦能利水消肿，用治脾湿太过，通身肿满之证，可配牵牛子、甘遂等。

【用法用量】煎服，6~15g，包煎。

【附药】海金沙藤

本品为海金沙的干燥地上部分。性能功用与海金沙相似，兼能清热解毒。除治淋证涩痛外，亦用于痈肿疮毒、痄腮和黄疸。煎服15~30g。外用适量，煎汤外洗或捣敷。

▲石韦 Shíwéi

《神农本草经》

石韦通淋，凉血止血，
清肺化痰，血淋莫缺。

【性能】甘、苦，微寒。归肺、膀胱经。

【功效】利尿通淋，清肺止咳，凉血止血。

【应用】

功效	主治
利尿通淋 凉血止血	热淋、血淋、石淋
	血热出血
清肺止咳	肺热咳喘

解析：石韦为利尿通淋的常用药，兼能止咳、凉血。本品药性寒凉，能利水通淋，常用治热淋、石淋，因能止血，尤宜治血淋，可与蒲黄同用，如石韦散；亦能清肺化痰止咳，用治肺热喘咳，可配鱼腥草、黄芩等，近年临床用治急、慢性支气管炎有较好的疗效。此外，本品还能凉血止血，用治吐血、衄血、崩漏等血热出血证。

【用法用量】煎服，6~12g。

○萆薢　Bìxiè

《神农本草经》

速记歌诀

萆薢苦平，膏淋要药，
善利湿浊，痹痛可消。

【性能】苦，平。归肾、胃经。

【功效】利湿去浊，祛风除痹。

【应用】

功效	主治
利湿去浊	膏淋，白浊，白带过多
祛风除痹	风湿痹痛

　　解析：萆薢长于利湿浊，为治疗膏淋要药，兼能祛风除痹。本品苦泄下行，能利湿而分清去浊，用治膏淋，见小便混浊，色白如米泔，常配乌药、益智仁、石菖蒲等，如萆薢分清饮，亦可用治妇女白带湿胜者；还能祛风湿、舒筋络，用治风湿痹痛属寒湿者，可配桂枝、附子，属湿热者，可配桑枝、秦艽、薏苡仁等。

　　【用法用量】煎服，9~15g。

　　【使用注意】肾阴亏虚、遗精滑精者慎用。

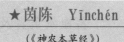

★茵陈 Yīnchén

（《神农本草经》）

速记歌诀

茵陈苦寒，专主黄疸，
清利湿热，退黄利胆。

【性能】苦、辛，微寒。归脾、胃、肝、胆经。

【功效】清利湿热，利胆退黄。

【应用】

功效	主治
清利湿热 利胆退黄	黄疸
	湿温暑湿
	湿疮

解析： 茵陈功专清利湿热而退黄，为治黄疸要药，无论阳黄、阴黄均可应用。本品苦寒清利，善清肝胆、脾胃湿热以退黄，用治湿热黄疸，每用为主药并随湿热、寒湿而配伍，或单味大剂量煎汤内服；若黄疸之热重于湿者，常配大黄、栀子，即茵陈蒿汤；若黄疸之湿重于热者，可配茯苓、猪苓等，如茵陈五苓散；若寒湿阴黄者，可配附子、干姜等，如茵陈四

逆汤；又能清解湿热，用治湿温、暑湿及湿疮，可煎汤内服或外洗。

【用法用量】煎服，6~15g。外用适量，煎汤熏洗。

【使用注意】蓄血发黄者及血虚萎黄者慎用。

★金钱草 Jīnqiáncǎo

（《本草纲目拾遗》）

速记歌诀

金钱草咸，善排结石，
退黄通淋，疮毒可痊。

【性能】甘、咸，微寒。归肝、胆、肾、膀胱经。

【功效】利湿退黄，利尿通淋，解毒消肿。

【应用】

功效	主治
利湿退黄	黄疸，肝胆结石
利尿通淋	淋证
解毒消肿	痈肿疔疮，毒蛇咬伤

解析：金钱草长于清利肝胆及下焦湿热以退黄疸、治淋证，又善排结石，用治尿路结石和肝胆结石，兼消肿毒。本品能利湿退黄，兼能排除结石，用治湿热黄疸和肝胆结石，常配茵陈、栀子、大黄等；亦能清利尿通淋，善排结石，用治石淋、热淋，尤宜治石淋，可单味大剂量煎汤代茶饮，或配海金沙、鸡内金等；还能解毒消肿，用治痈肿疔疮及毒蛇咬伤，可用鲜品捣汁饮，或以渣外敷。

【用法用量】煎服，15~60g。

速记歌诀

> 虎杖苦寒，利湿退黄，
> 解毒散瘀，泻下功良。

【性能】微苦，微寒。归肝、胆、肺经。

【功效】利湿退黄，清热解毒，散瘀止痛，止咳化痰。

【应用】

功效	主治
利湿退黄	黄疸，淋浊，带下
清热解毒	痈肿疮毒，水火烫伤，毒蛇咬伤
散瘀止痛	经闭，癥瘕，风湿痹痛，跌打损伤
止咳化痰	肺热咳嗽
补充：泄热通便	热结便秘

解析：虎杖为利胆退黄之良药，长于利湿、解毒、散瘀，兼可化痰、通便。本品苦寒，能清热利湿，用治黄疸、淋浊及带下等湿热证，若治湿热黄疸，常配茵陈、栀子、金钱草等；亦能清热解毒，用治痈肿疮毒、水火烫伤及毒蛇咬伤等热毒证，可内服或鲜品捣烂外敷；又能活血散瘀、通经止痛，用治经闭癥瘕、风湿痹痛及跌打损伤等瘀滞证，若治瘀阻经闭，可

配桃仁、红花、益母草等；**还能泄热化痰止咳**，用治肺热咳嗽。**此外，本品能泻下通便**，用治热结便秘，近年临床常用治胆石症及尿路结石，可配金钱草同用。

【用法用量】煎服，9~15g。外用适量，制成煎液或油膏涂敷。

【使用注意】孕妇慎用。

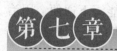

温 里 药

凡以温里散寒为主要作用，治疗里寒证的药物，称为温里药。

温里药多味辛温热，能祛除在里之寒邪，振奋阳气。适用于以下病证。

1. 脾胃寒证或中焦虚寒之脘腹冷痛、呕吐泄泻，舌淡苔白。

2. 寒凝肝脉之寒疝腹痛、少腹痛或厥阴头痛。

3. 肺寒痰饮之咳嗽气喘、痰白清稀，舌淡苔白滑。

4. 阳气衰弱，阴寒内盛所致畏寒肢冷、面色苍白、小便清长，舌苔淡白，脉象沉细，或大汗亡阳之四肢逆冷，脉微欲绝。

应用温里药应随证配伍辛温解表药、行气活血药、芳香化湿药、温燥祛湿药、温补脾肾药或大补元气药等。

温里药辛热而燥，应用不当易助火伤阴，凡实热证、阴虚火旺、津血亏虚者忌用，孕妇慎用。

★附子 Fùzǐ

《神农本草经》

速记歌诀

附子辛热，回阳救逆，
补火散寒，先煎尤宜。

【性能】辛、甘，大热；有毒。归心、肾、脾经。

【功效】回阳救逆，补火助阳，散寒止痛。

【应用】

功效	主治
回阳救逆	亡阳证
补火助阳	阳虚证
散寒止痛	寒痹证

解析： 附子毒大力猛，能上助心阳、中温脾阳、下补肾阳，为"回阳救逆第一品药""命门主药"，又可散寒除湿止痛，用治寒湿痹痛，为"通关节之猛药""通十二经纯阳之要药"。本品辛热纯阳，能回阳救逆，用治亡阳证之冷汗自出、四肢厥逆者；亦善补火助阳，凡肾、脾、心诸脏阳气衰弱者均可应用。又有较强的散寒止痛作用，用治寒湿痹痛。

【用法用量】煎服，3~15g；本品有毒，宜先煎 0.5~1 小时，至口尝无麻辣感为度。

【使用注意】本品辛热燥烈，孕妇慎用，阴

虚阳亢者忌用。不宜与半夏、瓜蒌、贝母、白蔹、白及同用。生品外用，内服须经炮制。若内服过量，或炮制、煎煮方法不当，可引起中毒。

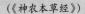

★干姜 Gānjiāng

（《神农本草经》）

干姜辛热，暖中回阳，
散寒化饮，加附功良。

【性能】辛，热。归脾、胃、肾、心、肺经。

【功效】温中散寒，回阳通脉，温肺化饮。

【应用】

功效	主治
温中散寒	脘腹冷痛，呕吐泄泻
回阳通脉	亡阳证
温肺化饮	寒饮喘咳

解析：干姜主温脾阳而温中散寒，为温暖中焦之主药，又可回阳通脉、温肺化饮。本品辛热燥烈，能祛脾胃寒邪，助脾胃阳气，可治脾胃寒证之脘腹冷痛、呕吐泄泻等；亦能回阳通脉，常与附子同用以增强回阳救逆之功，并可减低附子的毒性，如四逆汤；又能温散肺寒而化痰饮，用治寒饮伏肺之咳嗽气喘、形寒背冷、痰多清稀者。

【用法用量】煎服，3~10g。

【使用注意】本品辛热燥烈，阴虚内热、血热妄行者忌用。

★肉桂 Ròuguì

(《神农本草经》)

速记歌诀

肉桂辛热，引火助阳，
温经散寒，血行可畅。

【性能】辛、甘，大热。归肾、脾、心、肝经。

【功效】补火助阳，散寒止痛，温通经脉，引火归原。

【应用】

功效	主治
补火助阳	阳痿宫冷
散寒止痛	心腹冷痛，寒疝
温通经脉	痛经经闭，寒湿痹痛，阴疽流注
引火归元	虚阳上浮，眩晕目赤，虚喘心悸
补充：温运阳气	久病气衰血少

解析：肉桂长于温补命门之火，助阳不及附子，为治命门火衰之要药，又可引火归元、温通经脉、散寒止痛，为"治沉寒痼冷之药"，此外，加入补益气血药中，能鼓舞气血生长。本品甘热助阳补火，亦能散沉寒以止痛，又能温通血脉以止痛，还能引火归元，使下元虚冷所致上浮虚阳回归故里，用治眩晕目赤、虚喘心悸等上热下寒者。此外，可以少量肉桂配入补气养血药中，鼓

舞气血生长，用治久病气衰血少者。

【用法用量】煎服，1~5g，宜后下或焗服；研末冲服，每次 1~2g。

【使用注意】阴虚火旺，里有实热，有出血倾向者及孕妇慎用。不宜与赤石脂同用。

【鉴别用药】

药名	共性		个性	
	功效	作用特点	功效	作用特点
附子	散寒止痛	三者均治脾胃虚寒之脘腹冷痛，大便溏泄；散寒止痛力强，可治脘腹冷痛及寒湿痹痛；为回阳救逆第一品药，"通关节之猛药""通十二经纯阳之要药"	补火助阳回阳救逆	附子与肉桂均能补火助阳治肾阳虚证及脾肾阳虚证；附子与干姜均能回阳救逆，用治亡阳证，附子力强于干姜，常相须为用
肉桂		散寒止痛力强，可治脘腹冷痛及寒湿痹痛；与附子均能助阳补火，用治肾阳虚及脾肾阳虚，为治命门火衰之要药	补火助阳引火归元温通经脉	虚阳上浮胸痹阴疽，痛经经闭
干姜		长于温中散寒，健运脾阳而止呕；为温暖中焦之主药	回阳通脉温肺化饮	寒饮喘咳

续表

药名	共性		个性	
	功效	作用特点	功效	作用特点
肉桂	辛甘温 归心经 散寒 止痛 温经 通脉	均用治寒凝血滞之胸痹，闭经，痛经，风寒湿痹证；长于温里寒，用治里寒证	补火 助阳 引火 归元	阳痿宫冷 虚阳上浮
桂枝		长于散表寒，用治风寒感冒（发汗解肌）	助阳 化气 平冲 降逆	痰饮水肿 心悸奔豚

★吴茱萸 Wúzhūyú

(《神农本草经》)

速记歌诀

吴萸大热，温中散寒，
解郁下气，久泻可安。

【性能】辛、苦，热；有小毒。归肝、脾、胃、肾经。

【功效】散寒止痛，降逆止呕，助阳止泻。

【应用】

功效	主治
散寒止痛	厥阴头痛，寒疝，痛经，寒湿脚气
降逆止呕	脘腹疼痛，呕吐吞酸
助阳止泻	五更泄泻

解析： 吴茱萸有小毒而止痛呕力强，主入厥阴肝经，长于疏肝下气、散寒止痛，为治肝寒气滞诸痛之主药，兼入脾胃肾经可降逆止呕、助阳止泻。本品辛热，能疏降肝经上逆寒气，有良好的止痛作用，亦善温中降逆止呕，兼可制酸止痛，又能温脾益肾、助阳止泻，用治脾肾虚寒之久泻、五更泻。

【用法用量】煎服，2~5g。外用适量。

【使用注意】本品辛热燥烈，易耗气动火，故不宜多用、久服。阴虚有热者忌用。孕妇慎用。

▲小茴香　Xiǎohuíxiāng

(《新修本草》)

小茴辛温，散寒止痛，
理气和胃，寒疝可用。

【性能】辛，温。归肝、肾、脾、胃经。

【功效】散寒止痛，理气和胃。

【应用】

功效	主治
散寒止痛 理气和胃	寒疝腹痛，睾丸偏坠胀痛，痛经，少腹冷痛
	脘腹胀痛，食少吐泻

解析：小茴香药食两用，长于暖肝肾、止寒疝腹痛，又可暖脾胃以理气和中。本品辛温芳香，能温暖肝肾、散寒止痛，若治寒疝腹痛、睾丸偏坠胀痛，多配乌药、青皮、高良姜等，如天台乌药散；亦能温中散寒、理气和胃，若治中焦虚寒气滞所致脘腹胀痛、食少吐泻，可配白术、陈皮等。此外，以本品炒热，布包温熨下腹部，治寒证腹痛，有良好的止痛效果。

【用法用量】煎服，3~6g。外用适量。

【使用注意】阴虚火旺者慎用。

【附药】八角茴香

为木兰科植物八角茴香的干燥成熟果实。

又名大茴香、八角。主产于亚热带地区。生用或盐水炒用。性味、功效与小茴香相似，但功力较弱，主要用作食物调味品。用法用量与小茴香同。

▲丁香 Dīngxiāng

（《雷公炮炙论》）

速记歌诀

丁香辛温，温中降逆，
补肾助阳，善止呕呃。

【性能】辛，温。归脾、胃、肺、肾经。

【功效】温中降逆，补肾助阳。

【应用】

功效	主治
温中降逆	胃寒呕吐，呃逆
	心腹冷痛
补肾助阳	阳痿，宫冷

解析： 丁香长于温中降逆，为治胃寒呕吐呃逆之要药，兼散寒、温肾。本品辛温芳香，能温中散寒降逆，若治虚寒呃逆，常配柿蒂、生姜，如丁香柿蒂汤；亦能温中散寒止痛，用治心腹冷痛。尚能温肾助阳，用治肾虚阳痿、宫冷，可配附子、肉桂、淫羊藿等同用。

【用法用量】煎服，1~3g。外用适量。

【使用注意】不宜与郁金同用。

【附药】母丁香

为丁香的干燥近成熟果实，又名鸡舌香。性味功效与公丁香相似，但气味较淡，功力较逊。用法用量与公丁香同。

▲高良姜 Gāoliángjiāng

《名医别录》

速记歌诀

良姜辛热，善治胃寒，
脘腹冷痛，呕泄皆安。

【性能】辛，热。归脾、胃经。

【功效】温胃止呕，散寒止痛。

【应用】

功效	主治
温胃止呕	脘腹冷痛
散寒止痛	胃寒呕吐

解析：高良姜功似干姜，长于温散脾胃寒邪而止痛、止呕，为治脘腹冷痛之良药。本品辛热，能散寒止痛、温胃止呕，常用治脘腹冷痛或呕吐，可单用或与炮姜相须为用，如二姜丸；若治胃寒肝郁、脘腹胀痛，可配香附，即良附丸；若治胃寒呕吐者，可配半夏、生姜；若治虚寒呕吐者，常与党参、茯苓等益气和胃药同用。

【用法用量】煎服，3~6g。

○胡椒 Hújiāo

《新修本草》

速记歌诀

胡椒辛热，散寒消痰，
冷痛吐泻，癫痫能痊。

【性能】辛，热。归胃、大肠经。
【功效】温中散寒，下气消痰。
【应用】

功效	主治
温中散寒	胃寒呕吐，腹痛泄泻
下气消痰	癫痫痰多

解析： 胡椒辛热，能温中散寒止痛，兼下气、消痰，多做调味品。本品辛散温通，能温暖肠胃、散寒止痛，用治肠胃有寒之脘腹冷痛、呕吐泄泻，可配高良姜、荜茇等；若治胃寒呕吐，可单用研末入猪肚中炖服。本品亦能下气消痰，用治癫痫痰多。此外，本品是常用调味品，少量使用，能增进食欲。

【用法用量】每次 0.6~1.5g，研粉吞服。外用适量。

▲ 花椒 Huājiāo

《神农本草经》

速记歌诀

川椒达下，温中止痛，
止痒杀虫，寒痛可用。

【性能】辛，温。归脾、胃、肾经。

【功效】温中止痛，杀虫止痒。

【应用】

功效	主治
温中止痛 杀虫止痒	脘腹冷痛，呕吐泄泻
	虫积腹痛
	湿疹，阴痒

解析： 花椒药食两用，长于温中止痛，兼杀虫、止痒。本品辛温，能温中止痛、止呕泻，用治脘腹冷痛或呕吐，可配人参、干姜等，即大建中汤，亦可用本品炒热布包温熨痛处以止痛；亦能驱蛔杀虫，用治虫积腹痛、呕吐或吐蛔，可单用，或配乌梅、干姜、黄连等，如乌梅丸；还可外用杀虫止痒，用治湿疹及湿痒，可配蛇床子、苦参等煎汤泡洗或熏洗。

【用法用量】煎服，3~6g。外用适量，煎汤熏洗。

【附药】椒目

为花椒的种子。性味苦寒。归肺、肾、膀胱经。功能利水消肿，降气平喘。适用于水肿胀满、痰饮咳喘等。煎服，3~10g。

○荜茇 Bibá

（《新修本草》）

速记歌诀

荜茇辛热，散肠胃寒，
下气止痛，诸痛能安。

【性能】辛，热。归胃、大肠经。

【功效】温中散寒，下气止痛。

【应用】

功效	主治
温中散寒 下气止痛	脘腹冷痛，呕吐泄泻
	胸痹心痛，头痛，牙痛

解析： 荜茇辛热，功类胡椒，能温中散寒止痛，兼下气，长于止呕泻。本品辛散温通，能温中散寒，用治脘腹冷痛、呕吐泄泻，可单用或配干姜、肉豆蔻等以增强疗效；兼能散寒止痛，用治寒凝气滞之胸痹心痛、头痛及牙痛，若治牙痛，可单用研末擦牙，或与等量胡椒研末，化蜡为丸，塞入龋齿孔中。

【用法用量】煎服，1~3g。外用适量，研末塞龋齿孔中。

○荜澄茄　Bìchéngqié

（《雷公炮炙论》）

速记歌诀

澄茄辛温，功似荜茇，
温中止痛，寒痛为佳。

【性能】辛，温。归脾、胃、肾、膀胱经。

【功效】温中散寒，行气止痛。

【应用】

功效	主治
温中散寒 行气止痛	胃寒呕逆，脘腹冷痛
	寒疝
	寒湿郁滞，小便浑浊；下焦虚寒，小便不利

解析： 荜澄茄辛温，功似荜茇，能温中散寒止痛，兼行气、祛膀胱冷气。本品辛散温通，能温中散寒止痛，用治胃寒呕逆、脘腹冷痛，可单用或配高良姜、丁香等温中行气药；亦能散寒行气止痛，用治寒疝腹痛。此外，还能温肾祛膀胱冷气，用治下焦虚寒之小便不利及寒湿郁滞之小便浑浊。

【用法用量】煎服，1~3g。

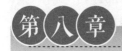

第八章

理 气 药

凡以调理气机为主要作用，治疗气滞、气逆证的药物，称为理气药。

理气药性味多辛苦温而芳香，主入肺、肝、脾、胃经，善于行散或泄降，具有理气健脾、疏肝解郁、理气宽胸、行气止痛、降逆止呕等功效。适用于以下病证。

1. 脾胃气滞，脘腹胀痛，食欲不振等。

2. 肝气郁滞，胁肋胀痛，抑郁不乐等。

3. 肺气壅滞，胸闷不畅，咳嗽气喘等。

4. 胃气上逆，恶心呕吐，嗳气，呃逆等。

应用理气药可根据不同原因，按病位随证配伍温中燥湿药、清利湿热药、化痰祛湿药、消食导滞药、补脾益气药、活血化瘀药、养血柔肝药、暖肝散寒药、宣肺解表药、温肾纳气药等。

本类药物多为温燥之品，易于耗气伤阴，凡气虚阴亏者慎用。

★陈皮 Chénpí

《神农本草经》

陈皮苦温，燥湿化痰，
理气健脾，痰气必安。

【性能】辛、苦，温。归脾、肺经。

【功效】理气健脾，燥湿化痰。

【应用】

功效	主治
理气健脾 燥湿化痰	脘腹胀满，食少吐泻
	呕吐，呃逆
	湿痰寒痰
	胸痹

解析：陈皮性缓，主入肺脾而偏于中上二焦，善能理气健脾、燥湿化痰，为治湿痰、寒痰之要药。本品气香性温，能行能降，可行气、除胀、燥湿，为治脾胃气滞湿阻所致脘腹胀满、食少吐泻之佳品，尤宜于寒湿阻滞中焦者，若寒湿阻滞脾胃，可配苍术、厚朴等，如平胃散；亦可下气止呕，为治呕吐呃逆之佳品，若治呕吐而兼痰热者，可配竹茹、黄连等；又可理气燥湿化痰，若治湿痰咳嗽，可配半夏、茯苓、甘草，如二陈汤；还可入肺走胸，行气通痹止

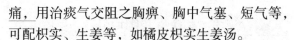

痛，用治痰气交阻之胸痹、胸中气塞、短气等，可配枳实、生姜等，如橘皮枳实生姜汤。

【用法用量】煎服，3~10g。

【附药】橘红、橘核、橘络、橘叶、化橘红

橘红 为橘的干燥外层果皮。性味辛、苦，温。归脾、肺经。功能理气宽中，燥湿化痰。适用于咳嗽痰多、食积伤酒、呕恶痞闷。煎服，3~10g。

橘核 为橘的干燥成熟种子。性味苦，平。归肝、肾经。功能理气散结，止痛。适用于疝气疼痛、睾丸肿痛及乳痈、乳癖等。煎服，3~10g。

橘络 为橘的中果皮及内果皮之间的纤维束群。性味甘、苦，平。归肝、肺经。功能行气通络，化痰止咳。适用于痰滞经络之胸痛、咳嗽、痰多。煎服，3~5g。

橘叶 为橘的叶。性味辛、苦，平。归肝经。功能疏肝行气，散结消肿。适用于胁肋作痛、乳痈、乳房结块等。煎服，6~10g。

化橘红 为芸香科植物化州柚或柚的未成熟或接近成熟外层果皮。性味辛、苦，温。归肺、脾经。功能理气宽中，燥湿化痰。适用于湿痰或寒痰咳嗽，食积呕恶，胸闷等。煎服，3~6g。

▲青皮 Qīngpí

（《本草图经》）

速记歌诀

青皮苦温，疏肝破气，
消积散结，醋炙最宜。

【性能】苦、辛，温。归肝、胆、胃经。

【功效】疏肝破气，消积化滞。

【应用】

功效	主治
疏肝破气 消积化滞	肝郁气滞诸证
	食积气滞，脘腹胀痛
	癥瘕积聚，久疟痞块

解析： 青皮性烈，主入肝胆而偏于中下二焦，善能疏肝破气，又可消积化滞。本品苦泄辛温，性较峻烈，善于疏肝胆、破气滞，尤宜于肝郁气滞诸证，如胁肋胀痛、疝气疼痛及乳癖、乳痛等，若治肝郁气滞之胁肋胀痛，可配柴胡、郁金、香附等；且其消积散滞之力较强，用治食积气滞、脘腹胀痛，可配山楂、神曲、麦芽等，如青皮丸；又能破气散结，用治气滞血瘀之癥瘕积聚、久疟痞块等，可配三棱、莪术、鳖甲等。

【用法用量】煎服，3~10g。醋炙用增强疏肝止痛之力。

【鉴别用药】

药名	共性		个性	
	功效	作用特点	功效	作用特点
陈皮	行气除胀	皆能理中焦之气而除胀,用治脾胃气滞之脘腹胀痛、食积不化等	理气健脾燥湿化痰	其性较缓,主归脾、肺经,偏行脾肺之气;尤善理气调中,用治湿阻气滞之脘腹胀满,呕吐呃逆效佳;又长于燥湿化痰,为治湿痰、寒痰之要药
青皮			疏肝破气消积化滞	其性较烈,主入肝胆,偏行肝胆之气;善于疏肝破气,消积化滞,主治肝郁气滞之胁肋胀痛、疝气疼痛、乳房胀痛或结块,食积腹痛和癥瘕积聚等

★枳实 Zhishi

（《神农本草经》）

速记歌诀

枳实辛苦，破气消积，
化痰散痞，胀滞可医。

【性能】苦、辛、酸，微寒。归脾、胃经。
【功效】破气消积，化痰散痞。
【应用】

功效	主治
破气消积 化痰散痞	胃肠积滞，便秘，湿热泻痢
	痰阻气滞，胸痹，结胸
补充：单用或配补气药	脏器下垂

解析：枳实行气之力较猛，善于破气消积，又能化痰散痞；与补气升阳药同用，可治脏器下垂。本品苦泄辛散，故能破气除胀、消积导滞，用治食积停滞、痞满便秘及泻痢后重；亦能行气化痰以消痞，用治痰阻气滞、胸痹、结胸。此外，本品还可与黄芪、柴胡、升麻等补气升阳药同用，治疗胃扩张、胃下垂、子宫脱垂、脱肛等脏器下垂者。

【用法用量】煎服，3~10g。炒后性较平和。

【使用注意】孕妇慎用。

【附药】枳壳

为芸香科植物酸橙及其栽培变种的干燥未成熟果实，生用或麸炒用。性味、归经、功用与枳实同，但作用较缓和，长于行气开胸，宽中除胀。用法用量同枳实，孕妇慎用。

★木香 Mùxiāng

（《神农本草经》）

速记歌诀

木香性温，行气止痛，
消食醒脾，气滞勿忘。

【性能】辛、苦，温。归脾、胃、大肠、胆、三焦经。

【功效】行气止痛，健脾消食。

【应用】

功效	主治
行气止痛 健脾消食	脾胃气滞证
	泻痢后重
	胸胁胀痛，黄疸，疝气疼痛
补充：醒脾开胃	减轻补益药的腻胃和滞气之弊

解析：木香能理三焦气滞而偏于脾胃，为行气调中止痛之佳品，兼能消食健脾。本品辛温芳香，能行气止痛，善行脾胃气滞，用治脾胃气滞所致脘腹胀痛、食积不化、不思饮食等，常配丁香、檀香、砂仁、蔻仁等，如木香调气丸，若治脾虚气滞、脘腹胀满、食少便溏，常配党参、白术、砂仁等，如香砂六君子汤；亦善行大肠滞气，为治湿热泻痢、里急后重之要药，常配黄连，如香连丸；还能疏理肝胆和三

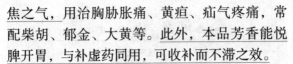

焦之气，用治胸胁胀痛、黄疸、疝气疼痛，常配柴胡、郁金、大黄等。此外，本品芳香能悦脾开胃，与补虚药同用，可收补而不滞之效。

【用法用量】煎服，3~6g。生用行气力强，煨用实肠止泻，用于泄泻腹痛。

▲沉香 Chénxiāng

《名医别录》

速记歌诀

沉香辛温，善能下气，
温中纳气，痛呕喘止。

【性能】辛、苦，微温。归脾、胃、肾经。
【功效】行气止痛，温中止呕，纳气平喘。
【应用】

功效	主治
行气止痛	寒凝气滞，胸腹胀痛
温中止呕	胃寒呕吐呃逆
纳气平喘	虚喘证

解析：沉香善祛除胸腹阴寒，有良好的行气止痛作用，又能止呕、平喘。本品辛香温通，能行气止痛，用治寒凝气滞之胸腹胀闷疼痛，常配人参、乌药、槟榔，如四磨汤；亦能入脾胃经以温降调中而止呕，用治胃寒呕吐呃逆，可配丁香、柿蒂、豆蔻等；还能入肾经以温肾纳气平喘，若治上盛下虚之痰饮喘嗽，常配紫苏子、半夏、厚朴等，如苏子降气汤。

【用法用量】煎服，1~5g，后下。

○檀香 Tánxiāng

《名医别录》

速记歌诀

檀香辛香，行气止痛，
开胃温中，治心腹痛。

【性能】辛，温。归脾、胃、心、肺经。

【功效】行气温中，开胃止痛。

【应用】

功效	主治
行气温中 开胃止痛	寒凝气滞胸腹疼痛 胸膈不舒，胸痹心痛，脘腹冷痛，呕吐食少

解析：檀香辛散温通，善于利膈宽胸、行气止痛，用治寒凝气滞导致胸腹疼痛，如胸膈不舒或胸痹心痛，若治寒凝气滞之胸痹心痛，可配荜茇、延胡索、细辛等，如宽胸丸；且其气芳香醒脾，兼能调中和胃；用治胃脘冷痛、呕吐食少，可配砂仁、豆蔻等。

【用法用量】煎服，2~5g，宜后下。

▲川楝子 Chuānliànzǐ

（《神农本草经》）

速记歌诀

川楝苦寒，行气止痛，
泄热杀虫，肝火宜用。

【性能】苦，寒；有小毒。归肝、小肠、膀胱经。

【功效】行气止痛，疏肝泄热，杀虫。

【应用】

功效	主治
行气止痛 疏肝泄热	肝郁化火诸痛证
杀虫	虫积腹痛

解析：川楝子苦寒清泄，能行气止痛，兼泄肝热、杀虫，为治肝郁气滞胸腹诸痛之良药，尤善治肝郁化火诸痛证，常配延胡索，可增强止痛作用，如金铃子散；亦能杀虫止痛，用治虫积腹痛，可配槟榔、使君子等。此外，本品外用可杀虫疗癣，用治头癣、秃疮，可单用焙黄研末，以油调膏，外涂。

【用法用量】煎服，5~10g。外用适量，研末调涂。炒用寒性减低。

【使用注意】本品有毒，不宜过量或持续服用。又因性寒，脾胃虚寒者慎用。

○乌药 Wūyào

《《本草拾遗》》

速记歌诀

乌药辛温，善治冷气，
行气温肾，寒痛可治。

【性能】辛，温。归肺、脾、肾、膀胱经。
【功效】行气止痛，温肾散寒。
【应用】

功效	主治
行气止痛 温肾散寒	寒凝气滞胸腹诸痛证
	膀胱虚冷，遗尿尿频

　　解析：乌药能理三焦气滞而偏于下焦，为
行气散寒止痛之佳品。本品辛温香窜，能入肺
脾肾经、疏通气机、散寒止痛，用治三焦寒凝
气滞导致胸腹诸痛，如胸腹胁肋闷痛、脘腹胀
痛、寒疝及痛经等，若治寒疝、小腹痛引睾丸，
可配小茴香、青皮、高良姜等，如天台乌药散；
又能下达肾与膀胱，温肾散膀胱冷气而缩尿止
遗，用治肾阳不足、膀胱虚寒之遗尿尿频，常
配益智仁、山药，如缩泉丸。
　　【用法用量】煎服，6~10g。

○荔枝核　Lìzhīhé

（《本草衍义》）

速记歌诀

荔枝核温，善除寒疝，
行气祛寒，滞痛俱安。

【性能】甘、微苦，温。归肝、肾经。

【功效】行气散结，祛寒止痛。

【应用】

功效	主治
行气散结 祛寒止痛	寒疝腹痛，睾丸肿痛
	脘腹胀痛，痛经，产后腹痛

解析：荔枝核能祛寒邪、散滞气，有止痛之功，用治肝经寒凝气滞导致寒疝腹痛、睾丸肿痛，常配小茴香、吴茱萸、橘核等，如疝气内消丸；亦能疏肝和胃、温散行滞，宜治肝胃气滞偏寒者，如胃脘胀痛、痛经和产后腹痛，若治肝气郁结、肝胃不和之脘腹胀痛，常配木香，即荔香散。

【用法用量】煎服，5~10g。

★香附　Xiāngfù

《名医别录》

速记歌诀

香附入肝，调经解郁，
理气宽中，气病速愈。

【性能】辛、微苦、微甘，平。归肝、脾、三焦经。

【功效】疏肝解郁，调经止痛，理气宽中。

【应用】

功效	主治
疏肝解郁	肝气郁滞，胸胁、脘腹及疝气疼痛
调经止痛	月经不调，经闭痛经，乳房胀痛
理气宽中	脾胃气滞，脘腹痞闷，胀满疼痛

解析：香附能理三焦气滞而偏于肝，为疏肝解郁、妇科调经之要药，被李时珍誉为"气病之总司，女科之主帅"。本品辛苦甘而性平，主入肝经，善能疏肝理气而止痛，可治肝气郁滞所致胸胁、脘腹及疝痛等，若治胁痛，常配柴胡、白芍、枳壳等，如柴胡疏肝散；亦善调经止痛，用治肝气郁结所致月经不调、经闭痛经及乳房胀痛等，常配当归、白芍、川芎等，如逍遥散；又能入脾经而行气宽中，可治脾胃气滞所致脘腹痞闷、胀满

疼痛等，常配木香、砂仁、川厚朴、枳壳、
郁金等。

【用法用量】煎服，6~10g。醋制增强疏肝
止痛作用。

【鉴别用药】

药名	共性		个性	
	功效	作用特点	功效	作用特点
香附	理气止痛宽中	均治脾胃气滞，脘腹胀痛诸证	调经止痛	性平，主入肝经；长于疏肝解郁，调经止痛，主治肝气郁滞所致胁肋作痛、乳房胀痛、月经不调等；为疏肝解郁和调经止痛之要药
木香			健脾消食	性温，主入脾胃大肠经；善治脾、胃和大肠气滞，如脘腹胀痛，泻痢后重；兼疏理肝胆气滞，用治胁痛、黄疸、疝气疼痛；为治胃肠气滞之要药

药名	共性		个性
	功效	作用特点	功效
香附	均能疏肝解郁，可用于肝气郁结之证	药性偏温，专入气分，善疏肝行气，调经止痛，长于治疗肝郁气滞之月经不调	兼理气宽中
郁金		药性偏寒，既入血分，又入气分，善活血止痛，行气解郁，长于治疗肝郁气滞，血瘀痛证	兼清心凉血解郁，利胆退黄

○佛手 Fóshǒu

《滇南本草》

速记歌诀

佛手辛温，行气止痛，
燥湿化痰，胀痛宜用。

【性能】辛、苦、酸，温，归肝、脾、胃、肺经。

【功效】疏肝理气，和胃止痛，燥湿化痰。

【应用】

功效	主治
疏肝理气 和胃止痛	肝郁气滞，肝胃不和
	脾胃气滞
燥湿化痰	咳嗽痰多

解析：佛手偏行肝胃之气，止痛之功颇佳，燥湿化痰之力略弱。本品气芳香而性温和，能疏肝行气止痛，用治肝郁气滞、肝胃不和之胸胁胀痛、脘腹痞满，可配香附、郁金等；亦能理气和中止痛，用治脾胃气滞之脘腹痞满、食少呕吐，可配木香、砂仁等；还能燥湿化痰而力较缓和，用治咳嗽痰多，常治咳嗽日久而痰多者，尤宜于咳嗽不止、胸膺作痛者，可配丝瓜络、郁金等。

【用法用量】煎服，3~10g。

▲薤白 Xièbái

《神农本草经》

速记歌诀

薤白苦温，辛滑通阳，
行气导滞，胸痹宜尝。

【性能】辛、苦，温。归心、肺、胃、大肠经。

【功效】通阳散结，行气导滞。

【应用】

功效	主治
通阳散结	胸痹心痛
行气导滞	脘腹痞满胀痛，泻痢后重

解析：薤白善能上通胸阳，下行气滞，为治胸痹要药。本品辛开行滞，苦泄痰浊，能散阴寒之凝结而温通胸阳，用治寒痰阻滞、胸阳不振所致胸痹心痛，常配瓜蒌、半夏等，如瓜蒌薤白白酒汤、瓜蒌薤白半夏汤及枳实薤白桂枝汤，皆为《金匮要略》的著名方剂；亦能行气导滞，用治胃肠气滞所致脘腹痞满胀痛，泻痢后重。

【用法用量】煎服，5~10g。

○柿蒂 Shìdì

《本草拾遗》

速记歌诀

柿蒂苦涩，善降胃气，
止呃降气，呃逆可治。

【性能】苦、涩，平。归胃经。
【功效】降气止呃。
【应用】

功效	主治
降气止呃	呃逆

解析：柿蒂性平苦降，善降胃气，为止呃逆要药。用治胃失和降所致呃逆，可视证情不同而配伍，如胃寒气逆者，可配丁香、生姜以温中降逆止呃，即柿蒂汤；如胃热呃逆者，可配黄连、竹茹等清胃药。

【用法用量】煎服，5~10g。

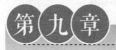

第 九 章

消 食 药

凡能消化食积，主治食积证的药物，称为消食药。

消食药多味甘性平，以入脾、胃二经为主。具消食化积，以及健胃、和中之功。主要适用于以下病症。

1. 食积证，症见脘腹胀满，嗳气吞酸，恶心呕吐，不思饮食，大便失常等。

2. 脾胃虚弱，消化不良，小儿疳积。

3. 部分消食药有行气功效，可用于胁痛，泻痢腹痛，疝气痛。

4. 部分消食药有活血功效，可用于血瘀腹痛，痛经，胸痹心痛。

5. 部分消食药有祛痰功效，可用于咳喘痰多。

6. 部分消食药可回乳，适用于断乳、乳房胀痛。

消食药多属渐消缓散之品，适用于病情较缓，积滞不甚者。气虚而无积滞者慎用。

★山楂 Shānzhā

（《本草经集注》）

速记歌诀

山楂酸温，健胃消积，
炒用痢止，降脂血行。

【性能】酸、甘，微温。归脾、胃、肝经。
【功效】消食化积，行气散瘀，化浊降脂。
【应用】

功效	主治
消食化积	饮食积滞证
行气散瘀	泻痢腹痛，疝气疼痛
活血祛瘀	妇科瘀血诸证，胸痹心痛
化浊降脂	高脂血症

解析：山楂酸甘，微温不热，善于消食化积，能消一切饮食积滞，<u>为消化油腻肉食积滞之要药</u>。其性温兼入肝经血分，<u>又能活血祛瘀、行气散结止痛</u>，炒用兼能止泻止痢。此外，本品能化浊降脂，可用于治疗高脂血症。

【用法用量】煎服，9~12g。生山楂、炒山楂善消食散瘀；焦山楂、山楂炭善止泻痢。

【使用注意】脾胃虚弱而无积滞者或胃酸分泌过多者均慎用。

★六神曲　Liùshénqū

(《药性论》)

神曲甘温，健胃散滞，
消食胃脾，外感更宜。

【性能】甘、辛，温。归脾、胃经。

【功效】消食和胃。

【应用】

功效	主治
消食和胃	饮食积滞证

解析： 神曲辛以行散消食，甘温健脾开胃，消导之力较强，并可行气、和中止泻。常配山楂、麦芽、木香等同用，治疗食滞脘腹胀满、食少纳呆、肠鸣腹泻者。略能解表退热，故尤宜外感表证兼食滞者。此外，前人应用丸剂中有金石、贝壳类药物者，常用本品糊丸以助消化，例如磁朱丸。

【用法用量】煎服，6~15g。消食宜炒焦用。

【附药】建神曲

神曲另有一个品种称建神曲，该品始载于《药性考》，又名泉州神曲、范志曲，简称建曲。性味苦微温，功能消食化滞、理气化湿、发散风寒，兼能健脾。常用于食滞不化或兼感风寒者。用量6~15g。

★麦芽 Màiyá

（《药性论》）

速记歌诀

麦芽甘平，归脾胃肝，
消食和中，回乳量大。

【性能】甘，平。归脾、胃、肝经。

【功效】行气消食，健脾开胃，回乳消胀。

【应用】

功效	主治
行气消食 健脾开胃	饮食积滞证，脾虚食滞证 肝气郁滞，肝胃不和
回乳消胀	乳汁郁积，乳房胀痛，妇女断乳

解析：麦芽甘平，健胃消食，<u>尤其擅长促进淀粉性食物的消化</u>，主治米面薯芋类积滞不化，治小儿乳食停滞，单用本品煎服或研末服有效；<u>又有回乳之功</u>，可单用炒麦芽或生麦芽煎服，用于妇女断乳或乳汁郁积之乳房胀痛等。此外，又<u>兼能疏肝行气</u>，常配川楝子、柴胡等，用治肝气郁滞胁痛或肝胃不和之脘腹疼痛等。

【用法用量】煎服，10~15g，回乳炒用60g。

生麦芽健脾和胃，用于脾虚食少，乳汁郁积。

炒麦芽行气消食回乳，用于食积不消，妇

女断乳。

焦麦芽消食化滞，脘腹胀痛。

【使用注意】授乳期妇女不宜使用。

【鉴别用药】

药名	共性		个性
	功效	作用特点	功效
山楂	消食化积，治饮食滞。一般饮食积滞常同用，如"焦三仙"（焦山楂，焦神曲，焦麦芽的合称）	善消油腻肉食积滞	活血散瘀
神曲		善消食积并略兼外感者	略能解表
麦芽		善消米面薯芋类食积	疏肝回乳

▲莱菔子 Láifúzi

《日华子本草》

速记歌诀

莱菔辛平，归肺胃脾，
食积胀痢，下气喘平。

【性能】辛、甘，平。归肺、脾、胃经。

【功效】消食除胀，降气化痰。

【应用】

功效	主治
消食除胀	食积气滞证
降气化痰	咳喘痰多

解析：莱菔子辛甘性平，辛而行散，消食化积而尤善行气消胀，治食积气滞所致的脘腹胀满或疼痛、嗳气吞酸；又能降气化痰、止咳平喘，尤宜治咳喘痰壅、胸闷兼食积者，可与白芥子、紫苏子等同用，如三子养亲汤。此外，古方中有单用生品研服以涌吐风痰者，但现代临床少用。

【用法用量】煎服，5~12g。生用吐风痰，炒用消食下气化痰。

【使用注意】本品辛散耗气，故气虚及无食积、痰滞者慎用。不宜与人参同用。

【鉴别用药】

药名	共性		个性
	功效	作用特点	其他功效
山楂	消食化积	长于消积化滞，主治肉食积滞	行气散瘀
莱菔子	消食除胀	尤善行气消胀，主治食积气滞证	降气化痰

▲鸡内金 Jī'nèijīn

（《神农本草经》）

速记歌诀

甘平内金，广用疳积，
通砂石淋，涩精止遗。

【性能】甘，平。归脾、胃、小肠、膀胱经。

【功效】消食健胃，涩精止遗，通淋化石。

【应用】

功效	主治
消食健胃	饮食积滞，小儿疳积
涩精止遗	遗精、遗尿
通淋化石	砂淋、石淋，胆结石

解析： 鸡内金消食化积作用较强，并可健运脾胃，故广泛用于米面薯芋乳肉等各种食积证，病情较轻者，单味研末服即有效，为小儿疳积要药；亦可固精缩尿止遗；又入膀胱经，化坚消石，常与金钱草等药同用。

【用法用量】煎服，3~10g；研末服，每次1.5~3g。研末服效果优于煎剂。

【使用注意】脾虚无积滞者慎用。

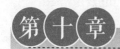
驱 虫 药

凡能驱除或杀灭人体内寄生虫，主治虫证的药物，称为驱虫药。

驱虫药多具苦、辛、甘味，药性寒、温皆有，主入脾、胃、大肠经，部分药物有毒。主要适用于以下病症。

1. 肠道寄生虫病，如蛔虫病、蛲虫病、绦虫病、钩虫病、姜片虫病等。

2. 驱虫药亦有驱杀机体其他部位的寄生虫的作用，如血吸虫、阴道滴虫等。

3. 部分驱虫药有行气、消积作用，可用于食积气滞、小儿疳积等病证。

4. 某些驱虫药兼有润肠、止痒作用，可用于便秘、疥癣瘙痒等病证。

驱虫药对人体正气多有损伤，故要控制剂量，防止用量过大中毒或损伤正气；素体虚弱、年老体衰及孕妇慎用。

★使君子 Shǐjūnzǐ

《开宝本草》

使君子香，甘驱蛔蛲，
杀虫儿宜，消积忌茶。

【性能】甘，温。归脾、胃经。

【功效】杀虫消积。

【应用】

功效	主治
杀虫消积	蛔虫病，蛲虫病
	小儿疳疾

解析：使君子味甘气香而不苦，性温又入脾胃经，既有良好的驱杀蛔虫作用，又具缓慢的滑利通肠之性，故为驱蛔要药，尤宜于小儿。既能驱虫，又能健脾消疳，与厚朴、陈皮等同用，治疗小儿五疳、心腹膨胀、不进饮食。李时珍称其为"小儿诸病要药"。

【用法用量】使君子 9~12g，捣碎入煎剂；使君子仁 6~9g，入丸散或单用，1~2 次分服；小儿每岁 1~1.5 粒，炒香嚼服，每日总量不超过 20 粒。空腹服，日 1 次，连用 3 日。

【使用注意】大量服用可致呃逆、眩晕、呕吐、腹泻等反应。服用时忌饮茶。

★苦楝皮 Kǔliànpí

《名医别录》

速记歌诀

苦楝皮寒，毒脾胃肝，
广驱蛔蛲，外用疗癣。

【性能】苦，寒；有毒。归肝、脾、胃经。

【功效】杀虫，疗癣。

【应用】

功效	主治
杀虫	蛔虫，蛲虫，钩虫等病
疗癣	疥癣，湿疮

解析： 苦楝皮苦寒有毒，有较强的杀虫作用，可治多种肠道寄生虫，为广谱驱虫中药。其亦能清热燥湿，杀虫止痒。单用研末，用醋或猪脂调涂患处，可治疥疮、头癣、湿疮、湿疹瘙痒等。

【用法用量】煎服，3~6g。鲜品 15~30g。外用适量。

【使用注意】本品有毒，不宜过量或持续久服。有效成分难溶于水，需文火久煎。孕妇及肝肾功能不正常者慎用。

★槟榔 Bīngláng

《名医别录》

槟榔苦温，通便杀虫，
截疟利水，气行积通。

【性能】苦、辛，温。归胃、大肠经。

【功效】杀虫，消积，行气，利水，截疟。

【应用】

功效	主治
杀虫 消积	多种肠道寄生虫病
行气	食积气滞，泻痢后重
利水	水肿，脚气肿痛
截疟	疟疾

解析：槟榔驱虫谱广，对绦虫、蛔虫、蛲虫、钩虫、姜片虫等肠道寄生虫都有驱杀作用，以兼有泻下作用为其驱虫优点。用治绦虫证疗效最佳，可单用。又辛散苦泄，入胃肠经，善行胃肠之气，消积导滞，兼能缓泻通便。槟榔行气之外，又能利水，气行则助水运，治疗水肿实证、二便不利，或寒湿脚气肿痛。亦可截疟。

【用法用量】煎服，3~10g；驱绦虫、姜片虫 30~60g。

生槟榔效佳，炒用力缓；鲜者优于陈久者。焦槟榔功能消食导滞，用于食积不消，泻痢后重。

【使用注意】脾虚便溏或气虚下陷者忌用；孕妇慎用。

▲南瓜子 Nánguāzǐ

《现代实用中药学》

速记歌诀

南瓜子甘，杀虫无毒，
槟榔玄明，三步驱绦。

【性能】甘，平。归胃、大肠经。

【功效】杀虫。

【应用】

功效	主治
杀虫	绦虫病

解析： 本品甘平，杀虫而不伤正气，主要治疗绦虫病，可单用新鲜南瓜子30~60g空腹顿服；如与槟榔同用，则疗效更佳，先用本品研粉，冷开水调服60~120g，2小时后服槟榔60~120g的水煎剂，再过半小时，服玄明粉15g，促使泻下，以利虫体排出。此外，南瓜子亦可用治血吸虫病，但须较大剂量（120~200g），长期服用。

【用法用量】研粉，60~120g。冷开水调服。

▲鹤草芽　Hècǎoyá

（《中华医学杂志》）

速记歌诀

鹤草芽凉，研粉驱绦，
缓泻排虫，滴虫用栓。

【性能】苦、涩，凉。归肝、小肠、大肠经。

【功效】杀虫。

【应用】

功效	主治
杀虫	绦虫病

解析：鹤草芽善驱绦虫，对多种绦虫都有作用，兼泻下作用，有利于虫体排出，为治绦虫病专药。单用本品研粉，晨起空腹顿服即效，一般在服药后 5~6 小时可排出虫体；此外，亦可用治小儿头部疖肿。本品制成栓剂，治疗滴虫性阴道炎，有一定疗效。

【用法用量】研粉吞服，每次 30~45g，小儿 0.7~0.8g/kg。每日 1 次，早起空腹服。

【使用注意】不宜入煎剂，因有效成分几乎不溶于水，遇热易被破坏。服药后偶见恶心、呕吐、腹泻、头晕、出汗等反应。

▲雷丸 Léiwán

《神农本草经》

雷丸苦寒，治绦蛔蛲，
含酶研末，疳积可疗。

【性能】微苦，寒。归胃、大肠经。
【功效】杀虫消积。

功效	主治
杀虫消积	绦虫病，钩虫病，蛔虫病
	小儿疳积

解析： 雷丸驱虫面广，对多种肠道寄生虫均有驱杀作用，<u>尤以驱杀绦虫为佳</u>。治疗绦虫病，可单用研末吞服，每次 20g，日服 3 次，<u>多数病例虫体在服药后 2~3 日全部或分段排出</u>。本品具杀虫消积之功，主入阳明经以开滞消疳。

【用法用量】15~21g，不宜入煎剂，一般研粉服，一次 5~7g，饭后用温开水调服，每日 3 次，连服 3 日。

第十一章

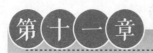

止血药

　　凡能制止体内外出血，治疗各种出血病证为主的药物，称止血药。因止血药药性而将本章药物分为凉血止血药、温经止血药、化瘀止血药和收敛止血药四类。

　　止血药均入血分，药性寒、温皆有，以入心、肝、脾经为主。止血药主要适用于以下病症。

　　1. 体内外各种出血病证，如：咯血、咳血、衄血、吐血、便血、紫癜及外伤出血等。

　　2. 部分止血药兼有解毒消痈、清热利尿、利胆退黄、清肝泻火等功效。

　　3. 部分止血药可单独用于血瘀证。

　　4. 部分止血药有温里散寒作用，用于月经不调、痛经、虚寒性腹痛、腹泻。

　　在应用止血药时，炒炭可使其味变苦、涩，增强止血之效，故止血药多炒炭用，部分则以生品或鲜用为佳。

★小蓟　Xiǎojì

《名医别录》

小蓟甘凉，血热妄行，
血淋尤用，散瘀痈平。

【性能】甘、苦，凉。归心、肝经。
【功效】凉血止血，散瘀解毒消痈。
【应用】

功效	主治
凉血止血	血热出血证
散瘀解毒消痈	热毒痈肿

解析：小蓟性属寒凉，善清血分之热而凉血止血，无论衄血、吐血、尿血、血淋、便血、崩漏、外伤出血等由于血热妄行所致者皆可选用。本品兼有散瘀功效，凉血止血不容易留瘀血；兼能利尿通淋，尤其擅长治疗尿血、血淋；又能清热解毒、散瘀消肿，可单用鲜品捣烂敷患处，用治热毒疮疡初起肿痛之证。

【用法用量】煎服，5~12g，鲜品加倍（可用至 30~60g）。外用适量。本品炒炭后寒凉之性减弱，而止血作用增强。

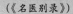

▲ 大蓟　Dàjì

(《名医别录》)

速记歌诀

大蓟凉血，二蓟相须，
吐咯崩止，消痈散瘀。

【性能】甘、苦，凉。归心、肝经。

【功效】凉血止血，散瘀解毒消痈。

【应用】

功效	主治
凉血止血	血热出血证
散瘀解毒消痈	热毒痈肿

解析：大蓟寒凉而入血分，功能凉血止血，主治血热妄行之多种出血证，常与小蓟相须为用，尤多用于吐血、咯血及崩漏下血。本品既能凉血解毒，又能散瘀消肿，无论内外痈肿都可运用，单味内服或外敷均可，以鲜品为佳。

【用法用量】煎服，9~15g，鲜品可用30~60g。外用适量，捣敷患处。大蓟炭性味苦、涩、凉，作用偏于凉血止血。

【鉴别用药】

药名	共性		个性
	功效	作用特点	功效
小蓟	凉血止血，散瘀解毒消痈，广泛用治血热出血诸证及热毒疮疡	长于治尿血，血淋	兼利尿，降压
大蓟		对吐血、咯血及崩漏下血尤为适宜，散瘀消痈力强	兼降压利胆

▲槐花 Huáihuā

《日华子本草》

速记歌诀

槐花泻火，归大肠肝，
炒炭血止，目赤火炎。

【性能】苦，微寒。归肝、大肠经。

【功效】凉血止血，清肝泻火。

【应用】

功效	主治
凉血止血	血热出血证
清肝泻火	目赤，头痛

解析：槐花性属寒凉，可用治血热妄行所致的便血、痔血、血痢、崩漏、吐血及衄血等各种出血之证。其苦降下行，<u>善清泄大肠之火热而止血，对下部血热所致的痔血、便血等最为适宜</u>。本品味苦性寒，长于清泻肝火，治疗肝热目赤、头痛眩晕等证，可用单味煎汤代茶饮。

【用法用量】煎服，5~10g。外用适量。止血多炒炭用，清热泻火宜生用。

【使用注意】脾胃虚寒及阴虚发热而无实火者慎用。

【附药】槐角

为槐的干燥成熟果实，原名槐实。性味、

功效、主治与槐花相似，但止血作用较槐花为弱，而清降泄热之力较强，兼能润肠，主要用于痔血、便血，尤多用于痔疮肿痛出血之证，常与地榆、黄芩、当归等同用，如槐角丸（《太平惠民和剂局方》）。煎服，6~12g，或入丸、散。孕妇慎用。

★地榆 Diyú

(《神农本草经》)

速记歌诀

地榆微寒，水火烫伤，
下焦痔血，解毒敛疮。

【性能】苦、酸、涩，微寒。归肝、大肠经。

【功效】凉血止血，解毒敛疮。

【应用】

功效	主治
凉血止血	血热出血证（炭用）
解毒敛疮	烫伤，湿疹，疮疡痈肿（生用）

解析：地榆味苦寒入血分，长于泄热而凉血止血；味兼酸涩，又能收敛止血，因其性下降，<u>尤宜于下焦出血</u>。可用治便血、痔血、血痢及崩漏等多种血热出血之证。本品苦寒能泻火解毒，味酸涩能敛疮，<u>为治水火烫伤之要药</u>，对中小面积的水火烫伤疗效较佳。

【用法用量】煎服，9~15g。外用适量。

【使用注意】凡虚寒性便血、下痢、崩漏及出血有瘀者慎用。大面积烧伤患者，不宜用地榆制剂外涂。

【鉴别用药】

药名	共性		个性
	功效	作用特点	功效
地榆	凉血止血，以治下部出血证为宜	凉血之中兼能收涩	兼解毒敛疮
槐花		无收涩之性，其止血功在大肠，故以治便血、痔血为佳	兼清肝泻火

▲侧柏叶 Cèbǎiyè

（《名医别录》）

速记歌诀

侧柏苦涩，凉血乌发，
止血炒炭，生清肺痰。

【性能】苦、涩，寒。归肺、肝、脾经。

【功效】凉血止血，化痰止咳，生发乌发。

【应用】

功效	主治
凉血止血	血热出血证
化痰止咳	肺热咳嗽
生发乌发	脱发，须发早白

解析：侧柏叶苦涩性寒，善清血热，兼能收敛止血，为治各种出血病证之要药，尤以血热者为宜。亦配伍温里祛寒之药，用于虚寒性出血；又长于清肺热、化痰止咳，用于肺热咳喘、痰稠难咯者，可单味运用，或配伍贝母、制半夏等同用。侧柏叶寒凉入血而祛风，古谓能"补阴""黑润鬓发"，适用于血热脱发、须发早白。

【用法用量】煎服，6~12g。外用适量。止血多炒炭用，化痰止咳宜生用。

▲白茅根　Báimáogēn

（《神农本草经》）

速记歌诀

白茅根寒，止血疗淋，
肺胃呕咳，黄疸肿尽。

【性能】甘，寒。归肺、胃、膀胱经。

【功效】凉血止血，清热利尿，清肺胃热。

【应用】

功效	主治
凉血止血	血热出血证
清热利尿	水肿，热淋，黄疸
清肺胃热	胃热呕吐，肺热咳喘

解析： 白茅根味甘性寒入血分，能清血分之热而凉血止血，可用治多种血热出血之证，且单用有效。不仅善治上部火热之出血，又因其性寒降，入膀胱经，能清热利尿、导热下行，对膀胱湿热蕴结而致尿血、血淋之证，尤为适宜；又能清热利尿通淋、利湿退黄。本品既能清胃热而止呕，又能清肺热而止咳。

【用法用量】煎服，9~30g，鲜品加倍，以鲜品为佳，多生用，止血亦可炒炭用。

【鉴别用药】

药名	共性		个性
	功效	作用特点	功效
白茅根	清肺胃热而利尿，常相须为用，治疗肺热咳嗽、胃热呕吐和小便淋痛	偏入血分，以凉血止血见长	凉血止血
芦根		偏入气分，以清热生津为优	除烦

○苎麻根　*Zhùmágēn*

（《名医别录》）

速记歌诀

苎麻根寒，止血利尿，
毒痈外用，安胎要药。

【性能】甘，寒。归心、肝经。

【功效】凉血止血，安胎，清热解毒。

【应用】

功效	主治
凉血止血	血热出血证
安胎	胎动不安，胎漏下血
清热解毒	热毒痈肿

解析：苎麻根性寒而入血分，功能凉血止血，凡血热出血诸证，皆可应用；兼清热利尿，用治热淋小便不畅。本品又能清热安胎，<u>为安胎之要药</u>，凡胎热不安、胎漏下血之证，可单用取效。本品性寒能清热解毒，故可用治热毒痈肿，多以外用为主，常以鲜品捣敷患处。

【用法用量】煎服，10~30g；鲜品 30~60g，捣汁服。外用适量，煎汤外洗，或鲜品捣敷。

第二节 化瘀止血药

★三七 Sānqī

（《本草纲目》）

速记歌诀

三七甘温，定痛尤良，
化瘀止血，虚损劳伤。

【性能】甘、微苦，温。归肝经。
【功效】散瘀止血，消肿定痛。
【应用】

功效	主治
散瘀止血	出血证
消肿定痛	跌打损伤，瘀血肿痛
补充：补虚	虚损劳伤

解析：三七味甘微苦性温，入肝经血分，功善止血，又能祛瘀，有止血不留瘀、化瘀不伤正的特点，对人体内外各种出血，无论有无瘀滞，均可应用，尤以有瘀滞者为宜，单味内服外用均有良效。本品活血消肿，止痛力强，擅长治疗瘀血诸证，尤为伤科之要药。凡跌打损伤，或筋骨折伤、瘀血肿痛等，本品皆为首选药物。此外，本品具有补虚强壮的作用，民间用治虚损劳伤，常与猪肉炖服。

【用法用量】多研末吞服，1 次 1~3g；煎服，3~9g。外用适量。

【使用注意】孕妇慎用。

★ 茜草 Qiàncǎo

(《神农本草经》)

速记歌诀

茜草苦寒，血热瘀伤，
止血炒炭，调经效良。

【性能】苦，寒。归肝经。

【功效】凉血，祛瘀，止血，通经。

【应用】

功效	主治
凉血，止血	出血证
祛瘀，通经	血瘀经闭、跌打损伤，风湿痹痛

　　解析：茜草味苦性寒，善走血分，既能凉血止血，又能活血行血，故可用于血热妄行或血瘀脉络之吐血、衄血、崩漏、外伤出血等证，对于血热夹瘀的各种出血证尤为适宜。本品能活血通经，尤为妇科调经要药，可用治经闭、跌打损伤、风湿痹痛等血瘀经络闭阻之证。

　　【用法用量】煎服，6~10g。亦入丸散。止血炒炭用，活血通经生用或酒炒用。

　　【使用注意】孕妇慎用。

▲蒲黄 Púhuáng

（《神农本草经》）

速记歌诀

蒲黄甘平，瘀血痛安，
利尿通淋，止血用炭。

【性能】甘，平。归肝、心包经。
【功效】止血，化瘀，通淋。
【应用】

功效	主治
止血	出血证
化瘀	瘀血痛证
通淋	血淋涩痛

　　解析：蒲黄甘平，长于收敛止血，兼有活血行瘀之功，为止血行瘀之良药，有止血不留瘀的特点，对出血证无论属寒属热、有无瘀滞，均可应用，但以属实夹瘀者尤宜。本品味辛，能活血通经、祛瘀止痛，凡跌打损伤、痛经、产后疼痛、心腹疼痛等瘀血作痛者均可运用，尤为妇科所常用；止血，又能利尿通淋，故可用治血淋尿血，常与生地黄、冬葵子同用，如蒲黄散。

　　【用法用量】煎服，5~10g，包煎。外用适量，敷患处。止血炒炭用，化瘀、利尿生用。

★白及　Báijí

（《神农本草经》）

速记歌诀

白及涩寒，内外血止，
尤宜肺胃，疮疡生肌。

【性能】苦、甘、涩，微寒。归肺、胃、肝经。

【功效】收敛止血，消肿生肌。

【应用】

功效	主治
收敛止血	出血证
消肿生肌	痈肿疮疡，手足皲裂，水火烫伤

解析：白及质黏味涩，为收敛止血之要药，可用治体内外诸出血证。因其主入肺、胃经，故临床多用于肺胃出血之证。本品寒凉苦泄，能消散血热之痈肿；味涩质黏，能敛疮生肌，为外疡消肿生肌的常用药。对于疮疡，无论未溃或已溃均可应用。

【用法用量】煎服，6~15g；大剂量可用至30g；研末吞服3~6g。外用适量。

【使用注意】不宜与川乌、草乌、附子同用。

○仙鹤草　Xiānhècǎo

《图经本草》

速记歌诀

鹤草涩平，补虚劳伤，
止血用广，疟肿痢康。

【性能】苦、涩，平。归心、肝经。

【功效】收敛止血，止痢，截疟，解毒，补虚。

【应用】

功效	主治
收敛止血	出血证
止痢	腹泻、痢疾
截疟	疟疾寒热
补虚	脱力劳伤
解毒（杀虫）	痈肿疮毒，阴痒带下

　　解析：仙鹤草味涩收敛，功能收敛止血，广泛用于全身各部的出血之证。因其药性平和，大凡出血病证，无论寒热虚实，皆可应用。其涩敛之性，能涩肠止泻止痢，药性平和，补虚又能止血，故对于血痢及久病泻痢尤为适宜。本品有解毒截疟之功，治疗疟疾寒热，可单以本品研末，于疟发前2小时吞服，或水煎服。本品有补虚强壮作用，可用治劳力过度所致的

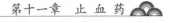

脱力劳伤。此外，本品尚能解毒杀虫，可用治痈肿疮毒、阴痒带下。

【用法用量】煎服，6~12g；大剂量可用至30~60g。外用适量。

○棕榈炭　Zōnglǘtàn

（《本草拾遗》）

速记歌诀

棕榈炭涩，止血陈良，
兼瘀热慎，止带涩肠。

【性能】苦、涩，平。归肝、肺、大肠经。
【功效】收敛止血。
【应用】

功效	主治
收敛止血	出血证
补充：止泻止带	久泻，带下

解析：棕榈炭药性平和，味苦而涩，为收敛止血之要药，广泛用于吐血、衄血、尿血、便血及崩漏等各种出血之证，尤多用于崩漏。因其收敛性强，以治出血而无瘀滞者为宜。此外，本品苦涩收敛，且能止泻止带，单用本品治疗久泻久痢，或与蒲黄各等份，用酒调服用于妇人带下。本品入药以陈久者良。

【用法用量】煎服，3~9g；研末服1~1.5g。

【使用注意】出血兼有瘀滞，湿热下痢初起者不宜使用。

★艾叶　Àiyè

（《名医别录》）

速记歌诀

艾叶辛温，温经逐寒，
祛湿灸用，血止胎安。

【性能】辛、苦，温；有小毒。归肝、脾、肾经。

【功效】温经止血，散寒止痛，调经，安胎；外用祛湿止痒。

【应用】

功效	主治
温经止血	出血证
散寒止痛 调经	月经不调，痛经
安胎	胎动不安
外用祛湿止痒	湿疹，疥癣

解析：艾叶气香味辛，温可散寒，能暖气血而温经脉，为温经止血之要药，适用于虚寒性出血病证，尤宜于崩漏。本品能温经脉、逐寒湿、止冷痛，尤善调经，为治妇科下焦虚寒或寒客胞宫之要药，亦为妇科安胎之要药。局

部煎汤外洗有祛湿止痒之功。此外，将本品捣绒，制成艾条、艾炷等，用以熏灸体表穴位，能温煦气血，透达经络，为温灸的主要原料。

【用法用量】煎服，3~9g。温经止血宜炒炭用，余生用。外用适量，供灸治或熏洗用。

○炮姜 Páojiāng

《珍珠囊》

速记歌诀

炮姜辛热，温经止血，
虚寒血证，温中泻绝。

【性能】辛，热。归脾、胃、肾经。

【功效】温经止血，温中止痛。

【应用】

功效	主治
温经止血	出血证
温中止痛	腹痛，腹泻

解析：炮姜性温，主入脾经，能温经止血，主治脾胃虚寒、脾不统血之出血病证，可单味应用。本品辛热，善暖脾胃，能温中止痛止泻，为治脾胃虚寒、腹痛吐泻之佳品；治产后血虚寒凝、小腹疼痛者，可与当归、川芎、桃仁等同用，如生化汤（《景岳全书》）。

【用法用量】煎服，3~9g。

【鉴别用药】

药名	共性		个性
	功效	作用特点	功效
生姜	同出一物，均能温中散寒，适用于脾胃寒证	辛散之力较强，长于散表寒，又为呕家之圣药	温中止呕，温肺止咳
干姜		辛散之力较弱，干姜偏于祛里寒，为温中散寒之要药	回阳，温肺化饮
炮姜		善走血分，长于温经而止血	温中止痛止泻

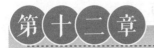

活血化瘀药

凡能通利血脉，促进血行，消散瘀血，主要用于治疗瘀血病证的药物，称活血化瘀药。

活血化瘀药，性味多为辛、苦、温，部分动物类药味咸，主入心、肝两经。主要适用于以下病症。

1. 各种瘀血阻滞病证。

2. 部分药兼可利胆退黄，可治湿热黄疸，胆道结石等。

3. 部分药兼可除烦安神，可用于治疗失眠。

4. 部分药兼可润肠通便、止咳平喘，可治肠燥便秘，咳嗽气喘。

5. 部分药兼可利尿，可治水肿，小便不利。

活血化瘀药行散走窜，活血动血，应注意防其破泄太过，做到化瘀而不伤正；同时，对有出血倾向如月经过多者及孕妇均当慎用或禁用。不宜多用久用。

活血化瘀药按其作用特点分为活血止痛、活血调经、活血疗伤、破血消癥四类。

第一节　活血止痛药

★川芎　Chuānxiōng

(《神农本草经》)

速记歌诀

> 川芎升散，风祛痛止，
> 血中气药，寒凝气滞。

【性能】辛，温。归肝、胆、心包经。

【功效】活血行气，祛风止痛。

【应用】

功效	主治
活血行气	血瘀气滞诸痛证，瘀滞经产病症
祛风止痛	头痛，风湿痹痛

　　解析：川芎辛香行散，温通血脉，既能活血祛瘀，又能行气通滞，为"血中之气药"，功善止痛，为治气滞血瘀诸痛症之要药。本品性善行窜，为妇科活血调经要药。其秉性升散又长于祛风止痛，为治头痛之要药。此外，本品辛散温通，能"旁通络脉"，祛风通络止痛，可治风湿痹阻。

【用法用量】煎服，3~10g。

【使用注意】凡阴虚火旺、舌红口干，多汗，月经过多及出血性疾病，不宜应用。

★延胡索　Yánhúsuǒ

（《雷公炮炙论》）

速记歌诀

延胡辛温，活血行气，
瘀滞痛广，醋制最宜。

【性能】辛、苦，温。归心、肝、脾经。

【功效】活血，行气，止痛。

【应用】

功效	主治
活血，行气，止痛	气血瘀滞诸痛

解析：延胡索辛散温通，既能活血，又能行气，具有良好的止痛功效，为活血行气止痛之良药，临床可广泛用于血瘀气滞所致胸胁、脘腹疼痛，胸痹心痛，跌打肿痛，产后瘀阻，经闭痛经等身体各部位的疼痛。

【用法用量】煎服，3~10g；研末服，每次1.5~3g。醋制可加强止痛之功。

★郁金 Yùjīn

（《药性论》）

郁金辛寒，活血行气，
利胆痛止，解郁清心。

【性能】辛、苦，寒。归肝、胆、心、肺经。

【功效】活血止痛，行气解郁，清心凉血，
利胆退黄。

【应用】

功效	主治
活血止痛 行气解郁	气滞血瘀痛证
清心凉血	痰蒙窍阻之神昏，癫痫，癫狂
	气火上逆之吐衄，妇女倒经
利胆退黄	湿热黄疸，胆道结石

解析：郁金辛散苦泄，既能活血祛瘀以止
痛，又能疏肝行气以解郁，善治气血瘀滞之痛
证，如胸痹心痛、胸胁刺痛、月经不调等。其
辛散苦泄性寒，归心肝经，能清心解郁开窍，
治痰蒙阻之证，亦能清降火热、解郁顺气、凉
血止血，善治肝郁化热、迫血妄行之吐血衄血、
妇女倒经等。

【用法用量】煎服，3~10g；研末服，2~5g。

【使用注意】不宜与丁香、母丁香同用。

▲姜黄 Jiānghuáng

《新修本草》

速记歌诀

姜黄辛温，破血行气，
血瘀胁痛，止痛肢臂。

【性能】辛、苦，温。归肝、脾经。

【功效】破血行气，通络止痛。

【应用】

功效	主治
破血行气	气滞血瘀之胸、胁、腹痛，跌打伤痛
通络止痛	风湿痹痛

解析：姜黄辛行苦泄，温散通滞，既入血分，又入气分，长于止痛，善治气滞血瘀诸痛症。本品辛散苦燥，温通经脉，能祛除关节经络之风寒湿邪，通行气血而通络止痛，尤长于行肢臂而除痹痛。此外，配伍白芷、细辛为末外用可治牙痛，牙龈肿胀疼痛。

【用法用量】煎服，3~10g。外用适量。

【使用注意】血虚无气滞血瘀者慎用，孕妇忌用。

【鉴别用药】

药名	共性		个性
	功效	作用特点	功效
姜黄	均能活血散瘀，行气止痛，用于气滞血瘀之证	用其根茎，辛温行散，祛瘀力强，以治寒凝气滞血瘀之证为佳	兼祛风通痹
郁金		用其块根，苦寒降泄，行气力强，且凉血，以治血热瘀滞之证为宜	兼清心凉血解郁，利胆退黄

▲乳香 Rǔxiāng

《名医别录》

乳香活血，偏于行气，
跌打定痛，消肿生肌。

【性能】辛、苦，温。归心、肝、脾经。

【功效】活血定痛，消肿生肌。

【应用】

功效	主治
活血定痛	气滞血瘀之痛证
消肿生肌	跌打损伤，疮疡痈肿

解析：乳香辛散走窜，味苦通泄，既入血分，又入气分，能行血中气滞、化瘀止痛。内能宣通脏腑气血，外能透达经络，长于止痛，可用于一切气滞血瘀之痛证。本品既能散瘀止痛，又能活血消痈、祛腐生肌，为外伤科要药。

【用法用量】煎汤或入丸、散，3~5g。外用适量，研末调敷。

【使用注意】胃弱者慎用，孕妇及无瘀滞者忌用。

○没药 Mòyào

(《开宝本草》)

速记歌诀

没药活血，偏于祛瘀，
气滞瘀痛，消肿丸服。

【性能】辛、苦，平。归心、肝、脾经。

【功效】散瘀定痛，消肿生肌。

【应用】

功效	主治
散瘀定痛	瘀滞痛证
消肿生肌	跌打损伤，痈肿疮疡

解析：没药常与乳香相须为用，功效主治
与乳香相似，治疗跌打损伤瘀滞疼痛、痈疽肿
痛、疮疡溃后久不收口以及一切瘀滞痛证。区
别在于乳香偏于行气、伸筋，治疗痹证多用；
没药偏于散血化瘀，治疗血瘀气滞较重之胃痛
多用。

【用法用量】3~5g，炮制去油，多入丸散
剂。外用适量。

【使用注意】孕妇及胃弱者慎用。

○五灵脂 Wǔlíngzhī

《《开宝本草》》

灵脂包煎，止痛更强，
瘀滞出血，相须蒲黄。

【性能】苦、咸、甘，温。归肝经。

【功效】活血止痛，化瘀止血。

【应用】

功效	主治
活血止痛	瘀滞痛证
化瘀止血	瘀滞出血证

解析：瘀血阻滞之痛证。五灵脂苦泄温通，专入肝经血分，善于活血化瘀止痛，为治疗瘀滞疼痛之要药，常与蒲黄相须为用，即失笑散。本品炒用，既能活血散瘀，又能止血，用于瘀血内阻、血不归经之出血，如妇女崩漏经多、色紫多块、少腹刺痛，单味炒研末或配伍神曲。

【用法用量】煎服，3~10g，宜包煎。

【使用注意】血虚无瘀及孕妇慎用。"十九畏"认为人参畏五灵脂，一般不宜同用。

★丹参 Dānshēn

《神农本草经》

速记歌诀

丹参微寒，活血心肝，
调经痛止，毒痈不眠。

【性能】苦，微寒。归心、肝经。

【功效】活血调经，祛瘀止痛，凉血消痈，清心除烦。

【应用】

功效	主治
活血调经	妇科瘀血证
祛瘀止痛	瘀血诸证
凉血消痈	痈肿疮疡
清心除烦	失眠

解析： 丹参功善活血祛瘀，性微寒而缓，能祛瘀生新而不伤正，善调经水，为妇科调经常用药。临床常用于月经不调、经闭痛经及产后瘀滞腹痛。因其性偏寒凉，对血热瘀滞之证尤为相宜。本品善能通行血脉、祛瘀止痛，广泛应用于血瘀心腹疼痛、癥瘕积聚、跌打损伤、

风湿痹痛等各种瘀血病证。又因其性寒，既能
凉血活血，又能清热消痈，可用于热毒瘀阻引
起的疮痈肿毒。此外，丹参亦入心经安神，不
论虚实均可配伍应用。

【用法用量】煎服，10~15g。活血化瘀宜酒
炙用。

【使用注意】反藜芦。孕妇慎用。

★红花 Hónghuā

《新修本草》

速记歌诀

红花辛温，通经止痛，
重用破血，癥瘕跌伤。

【性能】辛，温。归心、肝经。
【功效】活血通经、祛瘀止痛。
【应用】

功效	主治
活血通经	妇科瘀血证 癥瘕积聚 瘀滞斑疹色暗
祛瘀止痛	胸痹心痛，血瘀腹痛、胁痛 跌扑损伤，瘀滞肿痛

解析：红花辛散温通，为活血祛瘀、通经止痛之要药，大剂量破血，小剂量活血。其能活血通经，祛瘀消癥，可治疗癥瘕积聚。本品能活血通经，祛瘀止痛，善治瘀阻心腹胁痛；亦善能通利血脉，消肿止痛，为治跌打损伤、瘀滞肿痛之要药。本品能活血通脉以化滞消斑，可用于瘀热郁滞之斑疹色暗。此外，红花还可用于回乳、中风偏瘫等证。

【用法用量】煎服，3~10g。外用适量。

【使用注意】孕妇慎用。有出血倾向者慎用。

★桃仁 Táorén

(《神农本草经》)

速记歌诀

桃仁甘平，活血有毒，
润肠止喘，内痈瘀除。

【性能】苦、甘，平；有小毒。归心、肝、大肠经。

【功效】活血祛瘀，润肠通便，止咳平喘。

【应用】

功效	主治	
活血祛瘀	瘀血阻滞证	
润肠通便	肠燥便秘	肺痈，肠痈
止咳平喘	咳嗽气喘	

解析：桃仁味苦通泄，入心肝血分，善泄血滞，祛瘀力强，又称破血药，为治疗多种瘀血阻滞病证的常用药。本品既能活血祛瘀以消痈，又能润肠通、止咳平喘，配清热解毒药，常用治肺痈、肠痈等证。本品富含油脂，能润燥滑肠，用于肠燥便秘证。味苦，能降肺气，治疗咳嗽气喘，可单用煮粥或与杏仁同用。

【用法用量】煎服，5~10g，捣碎用；桃仁霜入汤剂宜包煎。

【使用注意】孕妇忌用；便溏者慎用。本品有毒，不可过量。

★益母草 Yìmǔcǎo

(《神农本草经》)

速记歌诀

益母活血，寒清热毒，
经产膏用，利水疹除。

【性能】辛、苦，微寒。归肝、心包、膀胱经。

【功效】活血调经，利尿消肿，清热解毒。

【应用】

功效	主治
活血调经	妇科瘀血证
利尿消肿	水肿尿少
清热解毒	跌打损伤，疮痈肿毒，皮肤瘾疹

解析： 益母草辛散苦泄，主入血分，善活血调经、祛瘀通经，为妇产科要药，故名益母。治疗瘀滞月经不调、痛经、经闭、恶露不尽等妇科瘀血证，可单用本品熬膏服，如益母草膏。又能利水消肿，尤宜用于水瘀互阻的水肿。可单用，或配伍车前子、石韦、木通等。本品活血散瘀用于跌打损伤瘀滞肿痛，又能清热解毒以消痈肿，皮肤瘾疹。

【用法用量】煎服，9~30g；或熬膏，入丸剂。外用适量捣敷或煎汤外洗。

【使用注意】无瘀滞及阴虚血少者忌用。孕妇慎用。

★牛膝 Niúxī

(《神农本草经》)

速记歌诀

牛膝活血，逐瘀骨强，
利尿火下，经闭痿康。

【性能】苦、甘、酸，平。归肝、肾经。

【功效】逐瘀通经，补肝肾，强筋骨，利水通淋，引火（血）下行。

【应用】

功效	主治
逐瘀通经	瘀血阻滞证
补肝肾 强筋骨	腰膝酸痛、下肢痿软 跌扑伤痛
利水通淋	淋证，水肿，小便不利
引血下行	气火上逆之吐衄出血 胃火上攻之齿痛口疮 阴虚火旺之头痛眩晕

解析：牛膝性善下行，长于活血通经，其活血祛瘀作用有疏利降泄之特点，尤多用于妇科经产诸疾及跌打伤痛。本品又能补益肝肾、强筋健骨，兼祛除风湿，故既可用于肝肾亏虚之腰痛、腰膝酸软，又治跌打损伤、腰膝瘀痛。牛膝善下行还体现在既能利水通淋，又活血祛瘀，为治下焦水湿潴留病症常用药。牛膝酸苦

降泄，能导热下泄，引血下行，常用于气火上逆、火热上攻之证。

【用法用量】煎服，5~12g。

【使用注意】本品为动血之品，性专下行，孕妇及月经过多者忌服。中气下陷，脾虚泄泻，下元不固，多梦遗精者慎用。

【鉴别用药】

药名	共性功效	个性／作用特点
怀牛膝	活血通经，补肝肾，强筋骨，利尿通淋，引火（血）下行	长于补肝肾，强筋骨
川牛膝		长于活血通经

○鸡血藤　Jīxuèténg

(《本草纲目拾遗》)

速记歌诀

鸡血藤甘，行血补血，
虚瘀经痛，舒筋痹绝。

【性能】苦、甘，温。归肝、肾经。

【功效】活血补血，调经止痛，舒筋活络。

【应用】

功效	主治
活血补血 调经止痛	月经不调，痛经，闭经
舒筋活络	手足麻木，肢体瘫痪及血虚萎黄

解析：鸡血藤苦而不燥，温而不烈，性质和缓，行血同时又兼补血作用，为调经止痛的要药，凡妇人血瘀及血虚之月经病均可应用。本品行血养血，又舒筋活络，为治疗经脉不畅、络脉不和病证的常用药。

【用法用量】煎服，9~15g。或浸酒服，或熬膏服。

第三节 活血疗伤药

★土鳖虫 Tǔbiēchóng
（《神农本草经》）

速记歌诀

土鳖虫寒，破血小毒，
经闭孕忌，接骨伤服。

【性能】咸，寒；有小毒。归肝经。

【功效】破血逐瘀，续筋接骨。

【应用】

功效	主治
破血逐瘀	血瘀经闭，产后瘀滞腹痛，积聚痞块
续筋接骨	跌打损伤，筋伤骨折

解析： 土鳖虫咸寒入血，性善走窜，能活血消肿止痛，续筋接骨疗伤，为伤科常用药，尤多用于骨折筋伤、瘀血肿痛。本品主入肝经血分，能破血逐瘀而消积通经，常用于经产瘀滞之证及积聚痞块，配伍大黄、水蛭、虻虫等可治疗干血成劳、经闭腹满、肌肤甲错者，如大黄虻虫丸（《金匮要略》）。

【用法用量】煎服，3~10g；研末服，1~1.5g，黄酒送服。外用适量。

【使用注意】孕妇禁用。

★马钱子 Mǎqiánzǐ

(《本草纲目》)

马钱子寒，大毒止痛，
咽肿顽痹，散结络通。

【性能】苦，寒；有大毒。归肝、脾经。

【功效】散结消肿，通络止痛。

【应用】

功效	主治
散结消肿	痈疽疮毒，咽喉肿痛
通络止痛	跌打损伤，骨折肿痛
	风湿顽痹，麻木瘫痪

解析：马钱子性善通行，功善止痛，为伤科疗伤止痛要药。本品苦泄有毒，能散结消肿、攻毒止痛，治痈疽疮毒，多作外用，单用即效。本品善能搜筋骨间风湿，开通经络，透达关节，止痛力强，是治疗风湿顽痹、麻木瘫痪之常用药。单用有效，亦可配麻黄、乳香、全蝎等为丸服，或配甘草用。

【用法用量】0.3~0.6g，炮制后入丸散用。外用适量，研末调涂。

【使用注意】内服不宜生用及多服久服。本品有毒成分能被皮肤吸收，故不宜大面积涂敷。孕妇禁用，运动员慎用，体虚者忌用。

○自然铜 Zìrántóng

（《雷公炮炙论》）

自然铜平，止痛散瘀，
接骨促愈，醋淬丸服。

【性能】辛，平。归肝经。

【功效】散瘀止痛，续筋接骨。

【应用】

功效	主治
散瘀止痛	跌打损伤，骨折筋断，瘀肿疼痛
续筋接骨	

解析： 自然铜辛散性平，入肝经血分，功能活血散瘀，续筋接骨，通经止痛，<u>长于促进骨折的愈合，为伤科要药，外敷内服均可</u>。常与苏木、乳香、没药、血竭等药同用治跌打伤痛，如八厘散（《医宗金鉴》）。

【用法用量】入煎剂宜先煎，3~9g。多入丸散服，醋淬研末服每次0.3g。外用适量。

【使用注意】不宜久服。凡阴虚火旺，血虚无瘀者慎用。孕妇慎用。

○骨碎补 Gǔsuìbǔ

《药性论》

速记歌诀

骨碎补温，强骨疗伤，
跌打瘀痛，肾虚耳聋。

【性能】苦，温。归肝、肾经。

【功效】活血疗伤，补肾强骨；外用消风祛斑。

【应用】

功效	主治
活血疗伤	跌打损伤或创伤，筋骨损伤，瘀滞肿痛
补肾强骨	肾虚腰痛脚弱，耳鸣耳聋，牙痛，久泄
外用消风祛斑	斑秃，白癜风

解析：骨碎补能活血散瘀、消肿止痛、续筋接骨，以其入肾治骨，能治骨碎而得名，为伤科要药。本品苦温入肾，能温补肾阳、强筋健骨，可治肾阳虚损之证。此外，本品还可治疗斑秃、白癜风等病证。

【用法用量】煎服，3~9g。外用适量，研末调敷或鲜品捣敷，亦可浸酒擦患处。

【使用注意】阴虚火旺，血虚风燥慎用。

○血竭 Xuèjié

（《雷公炮炙论》）

速记歌诀

血竭止血，敛疮生肌，
活血定痛，不留瘀滞。

【性能】甘、咸，平。归肝、心经。

【功效】活血定痛，化瘀止血，敛疮生肌。

【应用】

功效	主治
活血定痛	跌打损伤，心腹瘀痛
化瘀止血	外伤出血
敛疮生肌	疮疡不敛

解析： 血竭入血分而散瘀止痛，为伤科及其他瘀滞痛证要药。既能散瘀，又能止血，止血不留瘀，适用于瘀血阻滞，血不归经的出血病证，尤宜外伤出血，如外伤出血、血痔肠风等。本品外用，有敛疮生肌之功，可治疗疮疡久溃不敛之证，可单用研末外敷，或配伍乳香、没药等。

【用法用量】内服多入丸、散或研末服，每次 1~2g。外用研末撒或入膏药用。

【使用注意】无瘀血者不宜用；孕妇及月经期慎用。

第四节　破血消癥药

★莪术　Ézhú

《药性论》

速记歌诀

莪术破血，偏于行气，
功似三棱，止痛醋制。

【性能】辛、苦，温。归肝、脾经。
【功效】破血行气，消积止痛。
【应用】

功效	主治
破血行气	气滞血瘀证（癥瘕积聚、经闭及胸痹心痛）
消积止痛	食积气滞，胃脘胀痛
补充：祛瘀消肿	跌打损伤，瘀肿疼痛

解析：莪术苦泄辛散温通，既入血分，又入气分，能破血散瘀、消癥化积、行气止痛，用于气滞血瘀、食积日久而成的癥瘕积聚，用于气滞、血瘀、食停、寒凝所致的诸般痛证，常与三棱相须为用。本品又能行气止痛、消食化积，用于食积不化之脘腹胀痛，可配伍青皮、槟榔用于食积气滞之脘腹胀痛，如莪术丸。此外，本品既破血祛瘀，又消肿止痛，可用于跌

打损伤，瘀肿疼痛。

【用法用量】煎服，6~9g。醋制后可加强祛瘀止痛作用。外用适量。

【使用注意】孕妇及月经过多者禁用。

○三棱 Sānléng

（《本草拾遗》）

速记歌诀

三棱破血，行气消积，
止痛消肿，常须莪术。

【性能】辛、苦，平。归肝、脾经。

【功效】破血行气，消积止痛。

【应用】

功效	主治
破血行气	气滞血瘀证（癥瘕积聚、经闭及胸痹心痛）
消积止痛	食积气滞，胃脘胀痛
补充：祛瘀消肿	跌打损伤，瘀肿疼痛

解析：三棱既入血分破血瘀，又入气分散气结，所治病证与莪术基本相同，常相须为用。三棱偏于破血，莪术偏于破气。

【用法用量】煎服，5~10g。醋制后可加强祛瘀止痛作用。

【使用注意】孕妇及月经过多忌用。不宜与芒硝、玄明粉同用。

★水蛭 Shuizhi

《神农本草经》

速记歌诀

水蛭咸平，归肝小毒，
通经破血，逐瘀癥除。

【性能】咸、苦，平。有小毒。归肝经。

【功效】破血通经，逐瘀消癥。

【应用】

功效	主治
破血通经	血瘀经闭，癥瘕积聚
逐瘀消癥	跌打损伤，瘀滞心腹疼痛

解析： 水蛭咸苦入血，破血逐瘀力强，常与虻虫相须为用，或配伍三棱、莪术、桃仁、红花等用于血滞经闭、癥瘕积聚等证，如抵当汤。本品的破血逐瘀功效亦常用于跌打损伤，心腹疼痛。

【用法用量】煎服，1~3g；研末服，0.3~0.5g。以入丸散或研末服为宜。或以鲜活者放置于瘀肿局部吸血消瘀。

【使用注意】孕妇及月经过多者禁用。

○穿山甲 Chuānshānjiǎ

《名医别录》

速记歌诀

穿山甲寒，下乳通经，
活血癥散，痛肿痹行。

【性能】咸，微寒。归肝、胃经。

【功效】活血消癥，通经下乳，消肿排脓，搜风通络。

【应用】

功效	主治
活血消癥	癥瘕，血滞经闭
通经 搜风通络	风湿痹痛，中风瘫痪
下乳	产后乳汁不下
消肿排脓	痈肿疮毒，瘰疬

解析： 穿山甲善于走窜，性专行散，既能活血祛瘀，又能通经消癥，善于治疗癥瘕、血滞经闭。因其内达脏腑，外通经络，活血祛瘀力强，又可治疗风湿痹痛、关节不利、麻木拘挛。其行窜又能通达畅行气血，擅长通经下乳，为治疗产后乳汁不下之要药。本品能活血消痈、消肿排脓，使脓未成者消散，已成脓者速溃，为治疗疮疡肿痛之要药。

【用法用量】煎服，5~10g。研末吞服，每次 1~1.5g。一般炮制后用。

【使用注意】孕妇慎用。痈肿已溃者忌用。

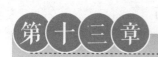

第十三章

化痰止咳平喘药

凡能祛痰或消痰，治疗"痰证"为主的药物，称化痰药；以制止或减轻咳嗽和喘息为主要作用的药物，称止咳平喘药。

化痰药大多味苦、辛，苦可泄、燥，辛能散、行；止咳平喘药主归肺经，药性有寒热之分，味苦居多，亦兼辛、甘之味，分别具有降气、宣肺、润肺、泻肺、化痰、敛肺等作用。主要适用于以下病症。

1. 各种有形、无形之痰造成的病证：如痰阻于肺之咳喘痰多；痰蒙心窍之昏厥、癫痫；痰蒙清阳之眩晕；痰扰心神之睡眠不安等。

2. 内伤、外感等多种原因所引起的咳嗽喘息。

某些温燥之性强烈的化痰药，凡痰中带血等有出血倾向者，宜慎用。麻疹初起有表邪之咳嗽，不宜单投止咳药。

化痰药根据药性、功能及临床应用的不同，分为温化寒痰药、清化热痰药两类。

★半夏 Bànxià

（《神农本草经》）

速记歌诀

半夏燥湿，化痰宜制，
湿痰呕逆，消痞痈离。

【性能】辛，温；有毒。归脾、胃、肺经。

【功效】燥湿化痰，降逆止呕，消痞散结。

【应用】

功效	主治
燥湿化痰	湿痰，寒痰证
降逆止呕	呕吐
消痞	心下痞，结胸，梅核气
散结	痈疽肿毒，瘰疬痰核，及毒蛇咬伤

解析：半夏味辛性温而燥，为燥湿化痰、温化寒痰之要药，尤善治脏腑之湿痰。本品味苦降逆和胃，为止呕要药，尤宜于痰饮或胃寒所致的胃气上逆呕吐，常配生姜同用。又辛开散结，化痰消痞，治疗心下痞，结胸，梅核气。内服能消痰散结，外用能消肿止痛，治瘿瘤痰核，常配昆布、海藻、贝母等；治痈疽发背、

无名肿毒初起或毒蛇咬伤，可生品研末调敷或鲜品捣敷。

【用法用量】内服一般炮制后用，3~10g。外用适量。姜半夏长于温中降逆止呕。法半夏长于燥湿而温性较弱。半夏曲有化痰消食之功。竹沥半夏能清化热痰。

【使用注意】不宜与乌头类药材同用。其性温燥，阴虚燥咳，血证，热痰，燥痰应慎用。生品内服宜慎。

【鉴别用药】

药名	共性		个性
	功效	作用特点	功效
半夏	皆辛温之品，能燥湿化痰，常相须为用，治湿痰、寒痰	温燥之性明显，燥湿化痰力强	属化痰药，又能降逆止呕，消痞散结，消肿止痛
陈皮		辛行苦泄，长于理气和中	属行气药，能理气健脾

▲天南星 Tiānnánxīng

（《神农本草经》）

速记歌诀

天南星温，止痉风痰，
燥湿宜制，外用散结。

【性能】苦、辛，温；有毒。归肺、肝、脾经。
【功效】燥湿化痰，祛风止痉，散结消肿。
【应用】

功效	主治
燥湿化痰	湿痰，寒痰证
祛风止痉	风痰眩晕、中风、癫痫、破伤风
散结消肿	痈疽肿痛，蛇虫咬伤

解析： 天南星性温而燥，有较强的燥湿化痰之功，温燥之性胜于半夏，常与半夏相须为用治疗湿痰阻肺、咳喘痰多、色白清稀。本品归肝经，既可化湿痰，更善祛风痰而止痉厥。外用能消肿散结止痛，治痈疽肿痛，未成脓者可促其消散，已成脓者可促其速溃；治毒蛇咬伤，可配雄黄外敷。

【用法用量】内服制用，3~9g。
【使用注意】孕妇慎用；生品内服宜慎。

【鉴别用药】

药名	共性		个性
	功效	作用特点	功效
半夏	辛温有毒，皆为燥湿化痰要药，善治湿痰、寒痰	主入脾、肺经，重在治脏腑湿痰	兼降逆止呕，开痞散结
天南星		走经络，偏于祛风痰而止痉厥	兼祛风止痉，善治风痰证

○白附子 Báifùzǐ

《中药志》

速记歌诀

白附子温，止痛定惊，
风痰头面，散结瘰疬。

【性能】辛，温。有毒。归胃、肝经。

【功效】祛风痰，定惊搐，止痛，解毒散结。

【应用】

功效	主治
祛风痰 定惊搐	中风痰壅，口眼㖞斜，惊风癫痫，破伤风
止痛	痰厥头痛，眩晕
解毒散结	瘰疬痰核，毒蛇咬伤

解析：白附子辛温性燥烈，善祛风痰而解痉止痛，是治疗风痰证的常用药。常配伍全蝎、僵蚕治疗中风口眼㖞斜。本品又具较强的止痛作用，其性上行，尤擅治头面部风痰诸疾。治瘰疬痰核，可鲜品捣烂外敷；治毒蛇咬伤可磨汁内服并外敷。

【用法用量】煎服，3~6g，宜炮制后用。外用生品捣烂，熬膏或研末以酒调敷患处。

【使用注意】孕妇慎用；生品内服宜慎。

○白芥子 Báijièzǐ

(《新修本草》)

速记歌诀

白芥辛温，利气豁痰，
阴疽肢痛，悬饮喘安。

【性能】辛，温。归肺经。

【功效】温肺豁痰利气，散结通络止痛。

【应用】

功效	主治
温肺豁痰利气	寒痰喘咳，悬饮
散结通络止痛	阴疽流注，肢体麻木，关节肿痛

解析：白芥子辛温，能散肺寒，利气机，通经络，豁寒痰，逐水饮，善除"皮里膜外之痰"，配伍紫苏子、莱菔子，治疗寒痰壅肺、咳喘胸闷、痰多难咯，如三子养亲汤（《韩氏医通》）。本品温通经络，又能消肿散结止痛，治痰湿流注所致的阴疽肿毒等，配鹿角胶、肉桂、熟地黄等，以温阳通滞、消痰散结，如阳和汤，为治阴疽流注要药。

【用法用量】煎服，3~9g。外用适量，研末调敷，或作发泡用。

【使用注意】本品辛温走散，耗气伤阴，久咳肺虚及阴虚火旺者忌用；消化道溃疡、出血者及皮肤过敏者忌用。用量不宜过大，以免引起腹泻，不宜久煎。

○皂荚 Zàojiá

《神农本草经》

速记歌诀

皂荚小毒，开窍祛痰，
外敷痈肿，痰厥入丸。

【性能】辛、咸，温；有小毒。归肺、大肠经。

【功效】祛痰开窍，散结消肿。

【应用】

功效	主治
祛痰开窍	顽痰阻肺，咳喘痰多
	中风，痰厥，癫痫，喉痹痰盛
散结消肿	疮肿未溃
补充：通便	便秘

解析：皂荚辛能通利气道，咸能软化胶结之痰，可用于顽痰胶阻于肺，症见咳逆上气，痰稠难以平卧者。本品味辛性窜，入鼻则嚏，入喉则吐，能开噤通窍，治疗痰涎壅盛之中风、痰厥、癫痫、喉痹等。熬膏外敷还可散结消肿，治疗疮肿未溃。此外，本品能"通肺及大肠气"，制成栓剂治疗便秘。

【用法用量】1~1.5g，多入丸散用。外用适量，研末吹鼻取嚏或研末调敷患处。

【使用注意】孕妇及咯血、吐血患者忌服。

○旋覆花 Xuánfùhuā

《神农本草经》

旋覆花温，降气包煎，
消痰行水，咳喘噫安。

【性能】苦、辛、咸，微温。归肺、脾、胃、大肠经。

【功效】降气，消痰，行水，止呕。

【应用】

功效	主治
消痰，行水	咳喘痰多，痰饮蓄结，胸膈痞满
降气，止呕	噫气，呕吐

解析：旋覆花辛开苦降，有"诸花皆升，唯有旋覆独降"之说，降气化痰而平喘咳，消痰行水而除痞满，重点在于祛除肺窍之痰。痰浊阻肺、肺气不降、咳喘痰黏、胸闷不舒者，不论寒热，通过配伍均可应用。本品降肺气，又善降胃气而止呕噫，配伍赭石、半夏、生姜等治疗痰浊中阻，胃气上逆之噫气呕吐，如旋覆代赭汤。

【用法用量】煎服，3~9g，包煎。

【使用注意】阴虚劳嗽，津伤燥咳者慎用。

○白前 Báiqián

《名医别录》

白前苦温，降气消痰，
寒热新久，蜜炙喘安。

【性能】辛、苦，微温。归肺经。

【功效】降气，消痰，止咳。

【应用】

功效	主治
降气，消痰，止咳	咳嗽痰多，气喘

解析： 白前性微温而不燥烈，长于祛痰、降肺气以平咳喘。无论属寒属热，外感内伤，新嗽久咳均可用之，为肺家要药，尤以痰湿或寒痰阻肺，肺气失降者为宜。

【用法用量】煎服，3~10g。蜜炙白前多用于肺虚日久咳喘。

第二节　清化热痰药

★川贝母　Chuānbèimǔ
《神农本草经》

速记歌诀

> 川贝微寒，清热痰舒，
> 甘润燥去，消痈攻乌。

【性能】苦、甘，微寒。归肺、心经。

【功效】清热化痰，润肺止咳，散结消痈。

【应用】

功效	主治
清热化痰 润肺止咳	虚劳咳嗽，肺热燥咳
散结消痈	瘰疬、乳痈、肺痈

解析：川贝母性寒味微苦，能清泄肺热化痰，偏于甘润，润肺止咳，而尤宜于内伤久咳、燥痰、热痰之证。本品又能清化郁热，化痰散结，治痰火郁结之瘰疬，常与玄参、牡蛎等药同用。

【用法用量】煎服，3~10g；研末服，1~2g。

【使用注意】不宜与川乌、草乌、附子同用。

★浙贝母 Zhèbèimǔ

《轩岐救正论》

浙贝化痰，清热止咳，
苦泄散结，消痈攻乌。

【性能】苦，寒。归肺、心经。
【功效】清热化痰止咳，解毒散结消痈。
【应用】

功效	主治
清热化痰止咳	风热，痰热咳嗽
解毒散结消痈	瘰疬，瘿瘤，乳痈疮毒，肺痈

解析： 浙贝母功似川贝母而偏苦泄，长于清化热痰，降泄肺气，多用于治风热咳嗽及痰热郁肺之咳嗽，前者常与桑叶、牛蒡子同用，后者多配瓜蒌、知母等。本品以清泄为用，又清解热毒、化痰散结消痈，可配玄参、牡蛎治痰火瘰疬结核等。

【用法用量】煎服，5~10g。

【使用注意】不宜与川乌、草乌、附子同用。

【鉴别用药】

药名	共性		个性
	功效	作用特点	功效
川贝母	清热化痰，散结消痈	甘润，多用于肺热燥咳，虚劳咳嗽。散结作用较弱	兼润肺止咳
浙贝母		苦泄，多用于风热或痰热咳嗽。清热散结力强	——

★ 瓜蒌　Guālóu

（《神农本草经》）

速记歌诀

瓜蒌寒润，清热涤痰，
散结消痈，宽胸润肠。

【性能】甘、微苦，寒。归肺、胃、大肠经。
【功效】清热涤痰，宽胸散结，润燥滑肠。
【应用】

功效	主治
清热涤痰	痰热咳喘
宽胸散结	胸痹，结胸
	肺痈，肠痈，乳痈
润燥滑肠	大便秘结

解析： 瓜蒌甘寒而润，善清肺热，润肺燥，化热痰、燥痰。又能利气开郁，导痰浊下行而宽胸散结，治疗痰热互结胸痹、结胸。本品能清热散结消肿以治痈证，也是治疗乳痈的常用药。瓜蒌仁润燥滑肠，适用于肠燥便秘。

【用法用量】煎服，全瓜蒌 9~15g。瓜蒌皮，6~10g，重清热化痰，宽胸理气；瓜蒌仁，10~15g，打碎入煎，重润燥化痰，润肠通便。

【使用注意】不宜与川乌、草乌、附子同用。

▲竹茹 Zhúrú

《本草经集注》

竹茹微寒，清化热痰，
热性呕逆，心烦不眠。

【性能】甘，微寒。归肺、胃、心、胆经。

【功效】清热化痰，除烦，止呕。

【应用】

功效	主治
清热化痰	痰热咳嗽、中风痰迷
除烦	心烦不寐
止呕	胃热呕吐，妊娠恶阻

解析：竹茹甘寒性润，善清化热痰而除烦。治肺热咳嗽、痰黄稠者，常配瓜蒌、桑白皮等同用；治痰火内扰、胸闷痰多、心烦不寐者，常配枳实、半夏、茯苓。又能清热降逆止呕，为治热性呕逆之要药。此外，本品还能凉血止血安胎，可用于吐血、衄血、崩漏等。

【用法用量】煎服，5~10g。生用偏于清化热痰，姜汁炙用偏于和胃止呕。

○竹沥 Zhúlì

(《名医别录》)

速记歌诀

竹沥寒滑，镇惊豁痰，
顽痰胶结，中风癫狂。

【性能】甘，寒。归心、肺、肝经。

【功效】清热豁痰，定惊利窍。

【应用】

功效	主治
清热豁痰	痰热咳喘
定惊利窍	中风痰迷，惊痫癫狂

解析：竹沥性寒滑利，祛痰力强，善清心肺之热而涤痰除烦。治痰热咳喘，痰稠难咯，顽痰胶结者最宜，单用鲜竹沥有效。本品又开窍定惊，为痰热内盛，中风、惊厥所常用。

【用法用量】内服 30~50ml，冲服。本品不能久藏，但可熬膏瓶贮，称竹沥膏；近年用安瓿瓶密封装置。

【使用注意】本品性寒滑，寒痰及便溏者忌用。

○天竺黄　Tiānzhúhuáng

(《蜀本草》)

速记歌诀

天竺黄寒，清化热痰，
定惊性缓，中风惊痫。

【性能】甘，寒。归心、肝经。

【功效】清热化痰，清心定惊。

【应用】

功效	主治
清热化痰	中风痰迷，小儿惊风，中风癫痫
清心定惊	热病神昏

解析：天竺黄清化热痰，清心定惊，与竹沥相似而无寒滑之弊，为凉心定惊之良药。因味甘，定惊性缓效佳，小儿痰热惊风多用。

【用法用量】煎服，3~9g。

【鉴别用药】

药名	共性		个性
	功效	作用特点	功效
竹茹	均来源于竹，性寒；均可清热化痰，治痰热咳喘	长于清心除烦	清热降逆止呕
竹沥		性寒滑利，清热涤痰力强	又可定惊
天竺黄		定惊之力尤胜	

○前胡 Qiánhú

《雷公炮炙论》

前胡微寒，降气化痰，
兼散风热，相须白前。

【性能】苦、辛，微寒。归肺经。

【功效】降气化痰，疏散风热。

【应用】

功效	主治
降气化痰	痰热咳嗽
疏散风热	风热咳嗽

解析：前胡辛散苦降，微寒清热，多用于痰热壅肺、肺失宣降之咳喘胸满、咯痰黄稠量多；寒性不著，亦可用于湿痰、寒痰证，常与白前相须为用。本品又能疏散风热，宣发肺气，化痰止咳。治外感风热咳嗽痰多，也可配伍荆芥、紫苏子等治疗风寒咳嗽，如杏苏散。

【用法用量】煎服，3~10g；或入丸、散。

【鉴别用药】

药名	共性		个性
	功效	作用特点	功效
白前	降气化痰，治疗肺气上逆，咳喘痰多，常相须为用	性温，祛痰作用较强，多用于内伤寒痰咳喘	——
前胡		偏寒，多用于外感风热或痰热咳喘	兼疏散风热

★桔梗 Jiégěng

（《神农本草经》）

速记歌诀

桔梗宣肺，利咽排脓，
升散寒热，音开便通。

【性能】苦、辛，平。归肺经。

【功效】宣肺，祛痰，利咽，排脓。

【应用】

功效	主治
宣肺 祛痰	咳嗽痰多，胸闷不畅
利咽	咽喉肿痛，失音
排脓	肺痈吐脓
补充：通二便	癃闭，便秘

解析：桔梗辛散苦泄，宣开肺气，祛痰作用很强，药性平和，无论寒热皆可应用。本品能宣肺泄邪以利咽开音。本品性散上行，能利肺气以排壅肺之脓痰。治肺痈咳嗽胸痛。此外，本品又可宣开肺气而通二便，用提壶揭盖法治疗气机郁滞型癃闭、便秘。

【用法用量】煎服，3~10g；或入丸、散。

【使用注意】凡气机上逆者不宜用，胃、十二指肠溃疡者慎服。用量过大易致恶心呕吐。

○海藻 Hǎizǎo

(《神农本草经》)

速记歌诀

海藻咸寒，瘿瘤软坚，
利水忌草，散结消痰。

【性能】苦、咸，寒。归肝、胃、肾经。

【功效】消痰软坚散结，利水消肿。

【应用】

功效	主治
消痰软坚散结	瘿瘤，瘰疬，睾丸肿痛
利水消肿	痰饮水肿

解析：海藻咸以软坚散结，泄热消痰，是治疗瘿瘤常用药，常与昆布相须为用。本品又有利水消肿之功，但单用力薄，多与茯苓、猪苓、泽泻等利湿药同用。

【用法用量】煎服，6~12g。

【使用注意】不宜与甘草同用。

○昆布　Kūnbù

（《名医别录》）

速记歌诀

昆布消痰，软坚稍强，
散结似藻，瘿瘤肿消。

【性能】咸，寒。归肝、胃、肾经。

【功效】消痰软坚散结，利水消肿。

【应用】

功效	主治
消痰软坚散结	瘿瘤，瘰疬，睾丸肿痛
利水消肿	痰饮水肿

解析： 昆布味咸性寒，功效应用与海藻相
似，威力稍强，常与之相须为用以增强疗效。
常与利湿之防己、大腹皮、车前子等同用，以
增强利水消肿之功。

【用法用量】煎服，6~12g。

○黄药子　Huángyàozi

《滇南本草》

速记歌诀

黄药子毒，痰火瘿消，
清热疮肿，出血喘疗。

【性能】苦，寒；有毒。归肺、肝经。

【功效】化痰散结消瘿，清热解毒。

【应用】

功效	主治
化痰散结消瘿	瘿瘤
清热解毒	疮疡肿毒，咽喉肿痛，毒蛇咬伤
补充：凉血止血	吐血，衄血，咯血
止咳平喘	咳嗽，气喘，百日咳

解析：黄药子能化痰软坚，散结消瘿，为治痰火互结瘿瘤要药；又苦寒入血分，能清热解毒，单用或配其他清热解毒药同用。此外，还有凉血止血作用，可用于血热引起的吐血、衄血、咯血等；并兼有止咳平喘作用，亦可治咳嗽、气喘、百日咳等。

【用法用量】煎服，5~15g；研末服，1~2g。外用适量，鲜品捣敷，或研末调敷，或磨汁涂。

【使用注意】本品有毒，不宜过量。

○海蛤壳 Hǎigéqiào

《神农本草经》

海蛤壳寒，清热消痰，
软坚瘤散，利尿制酸。

【性能】苦、咸，寒。归肺、肾、胃经。

【功效】清热化痰，软坚散结，制酸止痛；外用收湿敛疮。

【应用】

功效	主治
清热化痰	肺热，痰热咳喘
软坚散结	瘿瘤，痰核
制酸止痛	胃痛吞酸
外用收湿敛疮	湿疹，烧烫伤
补充：利尿	水肿

解析：海蛤壳能清肺热而化痰浊、清肺火，配青黛同用，治疗痰火内郁、灼伤肺络之胸胁疼痛咯吐痰血。本品味咸能软坚散结，常与海藻、昆布等同用，治痰火或痰浊瘿瘤、痰核。此外，本品有利尿、制酸止痛之功，可用于水气浮肿、小便不利及胃痛反酸之证。研末外用，可收湿敛疮，治湿疮、烫伤。

【用法用量】煎服，6~15g，先煎，蛤粉宜包煎。外用适量，研极细粉末撒布或油调后敷患处。

★苦杏仁　Kǔxìngrén

《神农本草经》

速记歌诀

杏仁微温，降气喘舒，
寒热随证，润肠小毒。

【性能】苦，微温；有小毒。归肺、大肠经。

【功效】降气止咳平喘，润肠通便。

【应用】

功效	主治
降气止咳平喘	咳嗽气喘
润肠通便	肠燥便秘

解析：苦杏仁苦降，主入肺经，长于降泄上逆之肺气，又兼宣发壅闭之肺气而能止咳平喘，为治咳喘要药，但无祛痰作用，随证配伍可治多种咳喘病证。又质润多脂，和桃仁相似，味苦而下气，故能润肠通便。

【用法用量】煎服，5~10g。生品入煎剂宜后下。

【使用注意】内服不宜过量，以免中毒。大便溏泻者慎用。婴儿慎用。

★紫苏子 Zǐsūzǐ

(《本草经集注》)

速记歌诀

紫苏子温，化痰咳喘，
脾虚宜慎，粥润肠安。

【性能】辛，温。归肺、大肠经。

【功效】降气化痰，止咳平喘，润肠通便。

【应用】

功效	主治
降气化痰	咳喘痰多
止咳平喘	
润肠通便	肠燥便秘

解析： 紫苏子主入肺经，辛温不燥，善于降肺气、化痰、止咳、平喘。常与白芥子、莱菔子同用，治疗痰壅气逆之咳喘痰多、食少胸痞，如三子养亲汤。本品富含油脂，能润燥滑肠，又能降泄肺气以助大肠传导，治疗肠燥便秘。

【用法用量】煎服，3~10g；或煮粥食，或入丸、散。

【使用注意】脾虚便溏者慎用。

★百部 Bǎibù

《名医别录》

速记歌诀

百部苦温，润肺止咳，
久咳宜炙，蛲虱癣消。

【性能】甘、苦，微温。归肺经。

【功效】润肺下气止咳，杀虫灭虱。

【应用】

功效	主治
润肺下气止咳	新久咳嗽，小儿顿咳，肺痨咳嗽
杀虫灭虱	蛲虫，阴道滴虫，头虱、体虱，疥癣

解析：百部甘润苦降，微温不燥，善润肺下气，功专润肺止咳，无论寒热、外感、内伤、暴咳、久嗽，皆可用之，尤以小儿顿咳、阴虚痨嗽为良药。本品又有杀虫灭虱之功，以治蛲虫病为多用，浓煎，睡前保留灌肠；治头虱、体虱及疥癣，可制成20%乙醇液，或50%水煎剂外搽。

【用法用量】煎服，3~9g。外用适量，水煎或酒浸。久咳宜蜜炙用，杀虫灭虱宜生用。

▲紫菀 Zǐwǎn

《神农本草经》

速记歌诀

紫菀祛痰，辛温下气，
久咳蜜炙，寒热虚实。

【性能】辛、苦，温。归肺经。

【功效】润肺下气，化痰止咳。

【应用】

功效	主治
润肺下气	咳嗽有痰
化痰止咳	

解析： 紫菀甘润苦泄，性温而不热，质润而不燥，长于润肺下气、开肺郁、化痰浊而止咳。无论外感、内伤，病程长短，寒热虚实，咳嗽皆可用之，如配伍荆芥、桔梗、百部，治疗外感风寒犯肺，咳嗽咽痒，即止嗽散。取其开宣肺气之力，还可用于肺痈、胸痹及小便不通等证。

【用法用量】煎服，5~10g。外感暴咳宜生用，肺虚久咳蜜炙用。

▲款冬花 Kuǎndōnghuā

（《神农本草经》）

速记歌诀

款冬止咳，辛温下气，
化痰须菀，寒热虚实。

【性能】辛、微苦，温。归肺经。

【功效】润肺下气，止咳化痰。

【应用】

功效	主治
润肺下气	咳喘
止咳化痰	

解析： 款冬花辛散而润，温而不燥，长于润肺下气止咳，略具化痰作用。治咳喘，无论外感内伤、寒热虚实，皆可应用，对肺寒咳喘尤宜，常与紫菀相须为用。

【用法用量】煎服，5~10g。外感暴咳生用，内伤久咳蜜炙用。

【鉴别用药】

药名	共性功效	个性/作用特点
紫菀	温而不燥，既可化痰，又能润肺，咳嗽无论寒热虚实，病程长短均可用之，二药常合用。	侧重祛痰
款冬花		重在止咳

▲马兜铃　Mǎdōulíng

《药性论》

兜铃降气，清肺平喘，
泄肠痔散，肾伤苦寒。

【性能】苦，微寒。归肺、大肠经。
【功效】清肺降气，止咳平喘，清肠消痔。
【应用】

功效	主治
清肺降气 止咳平喘	肺热咳喘，痰中带血
清热消痔	肠热痔血，痔疮肿痛
补充：平肝降压	肝阳上亢

解析：马兜铃主入肺经，味苦泄降，性寒清热，善清肺热、降肺气，又能化痰，热郁于肺，肺失肃降，咳嗽痰喘者最宜。本品又入大肠经，能清泄大肠实热，而治痔疮肿痛或出血，可单用本品煎汤内服，或熏洗患处。此外，又能清热平肝降压而治高血压病属肝阳上亢者。

【用法用量】煎服，3~9g。外用适量，煎汤熏洗。肺虚久咳蜜炙用，其余生用。

【使用注意】用量不宜过大，以免引起呕吐。本品含马兜铃酸，可引起肾损害等不良反应；儿童及老年人慎用；孕妇、婴儿及肾功能不全者禁用。

▲枇杷叶　Pípáyè

（《名医别录》）

速记歌诀

枇杷叶寒，清降肺胃，
止咳用炙，呕逆生给。

【性能】苦，微寒。归肺、胃经。

【功效】清肺止咳，降逆止呕。

【应用】

功效	主治
清肺止咳	肺热咳喘
降逆止呕	胃热呕逆，烦热口渴

解析：枇杷叶苦降寒清入肺经，长于降泄肺气，清肺化痰以止咳平喘。治肺热咳嗽、气逆喘急，可单用制膏，如与桑叶、麦冬、杏仁等同用；治疗燥热伤肺、咳喘少痰，或干咳无痰，即清燥救肺汤。本品苦降性微寒，又入胃经长于清胃热，降胃气而止呕逆。

【用法用量】煎服，6~10g。止咳宜炙用，止呕宜生用。

★桑白皮　Sāngbáipí

《神农本草经》

速记歌诀

桑白皮寒，泻肺平喘，
阳水消肿，生用平肝。

【性能】甘，寒。归肺经。

【功效】泻肺平喘，利水消肿。

【应用】

功效	主治
泻肺平喘	肺热咳喘
利水消肿	水肿
补充：清肝降压止血	衄血，咯血；高血压症

解析：桑白皮主入肺经，甘寒性降，能清泻肺火，兼泻肺中水气而平喘，主要用于肺热引起的咳喘，常与地骨皮等同用，治肺热壅盛喘咳、痰黄而稠，如泻白散；又能泻降肺气，通调水道而利水消肿，治疗水肿胀满尿少、面目肌肤浮肿，尤宜用于风水、皮水等阳水实证。此外，本品还有清肝降压止血之功，可治衄血、咯血及肝阳肝火偏旺之高血压症。

【用法用量】煎服，6~12g。泻肺利水，平肝清火宜生用；肺虚咳嗽宜蜜炙用。

★葶苈子 Tínglìzǐ

（《神农本草经》）

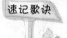

葶苈大寒，平喘泻水，
痰喘不卧，包煎肿退。

【性能】苦、辛，大寒。归肺、膀胱经。
【功效】泻肺平喘，行水消肿。
【应用】

功效	主治
泻肺平喘	痰涎壅盛喘咳
行水消肿	水肿，胸腹积水，小便不利

解析：葶苈子苦降辛散，性寒清热，偏重于泻肺实，泻肺中水饮及痰火而平喘咳。如治痰涎壅塞、喘咳痰多、胸胁胀满、不得平卧，常配伍大枣，以缓制峻，如葶苈大枣泻肺汤。本品又能泻肺气之壅闭，而通调水道，行水消肿。

【用法用量】煎服，3~10g，包煎；研末服，3~6g。葶苈子炒用，可减缓其寒性，不易伤脾胃。

【鉴别用药】

药名	共性功效	个性／作用特点
桑白皮	泻肺平喘，利水消肿，治疗肺热及肺中水气，痰饮咳喘和水肿，常相须为用	甘寒，药性较缓，长于清肺热，降肺火，多用于肺热咳喘、痰黄及皮肤水肿
葶苈子		力峻，重在泻肺中水气、痰涎，对邪盛喘满不得卧者尤宜，其利水力量也强，可兼治臌胀、胸腹积水之证

▲白果　Báiguǒ

《《日用本草》》

速记歌诀

白果涩平，敛肺定喘，
尿频带下，有毒化痰。

【性能】甘、苦、涩，平；有毒。归肺、肾经。

【功效】敛肺定喘，止带缩尿。

【应用】

功效	主治
敛肺定喘	喘咳痰多
止带缩尿	带下，小便白浊，遗尿，尿频

解析：白果性涩而收，能敛肺定喘，兼有一定化痰之功，为治喘咳痰多常用药。又收涩而固下焦。治妇女带下，属脾肾亏虚、色清质稀者最宜，常配山药、莲子等健脾益肾之品而用；若属湿热带下、色黄腥臭者，也可配黄柏、车前子等，以化湿清热止带。

【用法用量】煎服，5~10g，入煎前捣碎。

【使用注意】本品有毒。不可多用，小儿尤当注意。

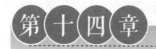

第十四章

安 神 药

凡以安定神志为主要功效，常用以治疗心神不宁病证的药物，称安神药。

心藏神、肝藏魂，所以人体神志的变化与心、肝二脏的功能活动有密切关系。本类药主入心、肝经。具有镇惊安神或养心安神之效，主要适用于以下病症。

1. 心神不宁的心悸怔忡，失眠多梦。

2. 亦可作为惊风、癫狂等病证的辅助药物。

3. 某些安神药还兼有清热解毒、平肝潜阳、纳气平喘、敛汗、润肠、祛痰等作用，又可用治热毒疮肿、肝阳眩晕、自汗盗汗、肠燥便秘、痰多咳喘等证。

根据安神药的药性及功效主治差异，可分为重镇安神药及养心安神药两类。

第一节 重镇安神药

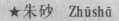

★朱砂 Zhūshā

(《神农本草经》)

朱砂清心，目明神安，
惊痫疮肿，毒不入煎。

【性能】甘，微寒；有毒。归心经。
【功效】清心镇惊，安神，明目，解毒。
【应用】

功效	主治
清心镇惊 安神	心悸易惊，失眠多梦
	癫痫发狂，小儿惊风
明目	视物昏花
解毒	口疮，喉痹，疮疡肿毒

解析：朱砂甘寒质重，寒能降火，重可镇怯，专入心经，既可重镇安神，又能清心安神，为镇心、清火、安神定志之药，尤宜于心火亢盛、内扰神明之心神不宁、惊悸怔忡、烦躁不眠者。本品质重而镇，略有镇惊止痉之功，可用治温热病、热入心包或痰热内闭所致的高热烦躁等。又微寒可清心降火、明目，治疗心肾

不交之视物心悸失眠、目昏耳鸣。本品性寒，不论内服、外用，均有清热解毒作用，用治疮疡肿毒。

【用法用量】多入丸散服，不宜入煎剂，0.1~0.5g。

【使用注意】本品有毒，内服不可过量或持续服用，孕妇及肝肾功能不全者禁服。入药只宜生用，忌火煅。

★磁石 Císhí

（《神农本草经》）

速记歌诀

磁石先煎，安神平肝，
聪耳明目，纳气喘安。

【性能】咸，寒。归肝、心、肾经。

【功效】镇惊安神，平肝潜阳，聪耳明目，纳气平喘。

【应用】

功效	主治
镇惊安神	心悸，失眠
平肝潜阳	肝阳上亢证
聪耳明目	视物昏花，耳鸣耳聋
纳气平喘	肾虚气喘

解析：本品质重沉降，入心经，能镇惊安神；又味咸有益肾之功；性寒清泻心肝之火，主治肾虚肝旺，肝火上炎，扰动心神或惊恐气乱，神不守舍所致的心神不宁、惊悸、失眠及癫痫。本品入肝、肾经，既平肝潜阳，又益肾补阴，故可用治肝阳上亢之头晕目眩、急躁易怒等症。又补益肝肾，有聪耳明目之功，用治肾虚耳鸣、耳聋。入肾经，质重沉降，纳气归肾，能益肾平喘治疗肾气不足，摄纳无权之虚

喘，常与五味子、核桃肉、蛤蚧等同用。

【用法用量】煎服，9~30g，宜先煎。

【使用注意】因吞服后不易消化，如入丸、散，不可多服，脾胃虚弱者慎用。

★龙骨 Lónggǔ

《神农本草经》

龙骨涩平，安神潜阳，
遗精崩汗，收涩煅良。

【性能】甘、涩，平。归心、肝、肾经。

【功效】镇惊安神，平肝潜阳，收敛固涩。

【应用】

功效	主治
镇惊安神	心神不宁，心悸失眠，惊痫癫狂
平肝潜阳	肝阳上亢证
收敛固涩	滑脱诸证
补充：收湿敛疮	湿疮痒疹，疮疡久溃不敛

解析：龙骨质重，入心、肝经，能镇静安神，为重镇安神常用药。用治心神不宁、心悸失眠、健忘多梦等证，可与石菖蒲、远志等同用。又质重沉降，有较强的平肝潜阳作用，常治疗肝阴不足、肝阳上亢所致的头晕目眩、烦躁易怒等症。本品味涩而能收敛固涩，通过不同配伍可治疗肾气不固与汗液不敛等多种正虚滑脱之证。外用又有收湿、敛疮、生肌之效，可用治湿疮流水、阴汗瘙痒，常配伍牡蛎研粉外敷。

【用法用量】煎服，15~30g。宜先煎。外用适量。镇静安神、平肝潜阳多生用，收敛固涩宜煅用。

【使用注意】药性收敛，湿热积滞者不宜使用。

▲琥珀 Hǔpò

《名医别录》

速记歌诀

琥珀活血，镇惊不煎，
失眠忌煅，血淋尤安。

【性能】甘，平。归心、肝、膀胱经。
【功效】镇惊安神，活血散瘀，利尿通淋。
【应用】

功效	主治
镇惊安神	心悸，失眠惊痫
活血散瘀	痛经经闭，心腹刺痛，癥瘕积聚
利尿通淋	淋证，癃闭

解析：琥珀入心、肝二经，质重而镇，有镇惊安神功效。主治心神不宁、心悸失眠、惊风、癫痫、健忘等症，常与石菖蒲、远志、茯神等同用。又入心、肝血分，活血通经，散瘀消癥用，治疗血瘀气阻之痛经经闭、心血瘀阻、胸痹心痛证和癥瘕积聚。此外，还有利尿通淋作用，因琥珀又能散瘀，故尤宜于血淋，单用有效。

【用法用量】研末冲服，或入丸、散，每次1.5~3g。外用适量。不入煎剂。忌火煅。

★酸枣仁　Suānzǎorén

《神农本草经》

速记歌诀

酸枣仁甘，安养心肝，
敛汗生津，炒脆入煎。

【性能】甘、酸，平。归心、肝、胆经。

【功效】养心补肝，宁心安神，敛汗，生津。

【应用】

功效	主治
养心补肝　宁心安神	失眠
敛汗	体虚多汗
生津	口渴

解析：酸枣仁味甘，入心、肝经，能养心阴、益肝血而有安神之效，为养心安神要药，尤宜于心肝阴血亏虚、心失所养之虚烦不眠、惊悸多梦，如酸枣仁汤。本品味酸能敛，而有收敛止汗之功效，常治疗体虚自汗、盗汗。此外，本品味甘酸，有敛阴生津止渴之功，治疗伤津口渴咽干。

【用法用量】煎服，10~15g。炒后质脆易碎，便于煎出有效成分。

▲柏子仁 Bǎizǐrén

(《神农本草经》)

速记歌诀

柏子仁平，养心神安，
阴虚汗止，润五仁丸。

【性能】甘，平。归心、肾、大肠经。
【功效】养心安神，润肠通便，止汗。
【应用】

功效	主治
养心安神	心悸，失眠
润肠通便	肠燥便秘
止汗	阴虚盗汗

解析：柏子仁养心安神和酸枣仁相似，药性平和，主入心经，多用于心阴不足、心血亏虚以致心神失养之心悸怔忡、虚烦不眠、头晕健忘等。本品又富含油脂而能润肠通便，用于阴虚血亏，老年、产后等肠燥便秘证。还可与酸枣仁、牡蛎、麻黄根等收敛止汗药同用，滋补阴液，治疗阴虚盗汗。

【用法用量】煎服，3~10g。
【使用注意】本品质润，便溏及多痰者慎用。

【鉴别用药】

药名	共性功效	个性／作用特点
柏子仁	味甘性平，养心安神又止汗，治疗阴血不足、心神失养之心悸怔忡、失眠、健忘及阴虚盗汗，常相须为用	质润多脂，兼润肠通便治疗肠燥便秘
酸枣仁		味酸，敛汗与安神作用均较强，兼生津治疗津伤口渴

○首乌藤　Shǒuwūténg

《《何首乌传》》

速记歌诀

首乌藤平，安神阴血，
祛风痒洗，通络痹绝。

【性能】甘，平。归心、肝经。
【功效】养血安神，祛风通络。
【应用】

功效	主治
养血安神	失眠多梦
祛风通络	血虚身痛，风湿痹痛
	皮肤瘙痒

解析： 首乌藤味甘，入心、肝二经，能补养阴血，养心安神，适用于阴虚血少之失眠多梦、心神不宁、头目眩晕等症，其力薄弱，常须与合欢皮、酸枣仁、柏子仁等养心安神药同用。本品既有养血之效，又能祛风通络止痛，常与鸡血藤、当归、川芎等配伍，治疗血虚身痛等。本品祛风又有止痒之功，煎汤外洗治疗风疹疥癣等皮肤瘙痒症。

【用法用量】煎服，9~15g。外用适量，煎水洗患处。

○合欢皮　Héhuānpí

《神农本草经》

合欢皮甘，悦心解郁，
活血孕慎，内外痈除。

【性能】甘，平。归心、肝、肺经。

【功效】解郁安神，活血消肿。

【应用】

功效	主治
解郁安神	心神不安，忧郁失眠
活血消肿	肺痈，疮肿
	跌扑伤痛

解析：合欢皮性味甘平，入心、肝经，善解肝郁，为悦心安神要药，适宜于情志不遂、忿怒忧郁、烦躁失眠、心神不宁等症，能使五脏安和，心志欢悦，以收安神解郁之效。可单用，或与柏子仁、酸枣仁、首乌藤、郁金等药配伍应用。本品又能活血消肿而消散内外痈肿，用治肺痈、胸痛、咳吐脓血，单用有效。又入心、肝血分，能活血祛瘀，治疗跌打损伤、筋断骨折。

【用法用量】煎服，6~12g。外用适量，研末调敷。

【使用注意】孕妇慎用。

▲远志 Yuǎnzhì

《神农本草经》

远志祛痰，益智失眠，
胃弱慎用，通肾肿安。

【性能】苦、辛，温。归心、肾、肺经。
【功效】安神益智，交通心肾，祛痰，消肿。
【应用】

功效	主治
安神益智 交通心肾	失眠，心悸 癫痫惊狂
祛痰	咳嗽痰多
消肿	疮疡肿毒，乳房肿痛

解析：本品苦辛性温，性善宣泄通达，既能开心气而宁心安神、又能通肾气而强志不忘，能够增强肾藏志的功能，为交通心肾、安定神志、益智强识之佳品，主治心肾不交引起的失眠多梦、健忘惊悸、神志恍惚等症。本品味辛通利，能利心窍、逐痰涎，治疗痰阻心窍之癫痫抽搐，惊风发狂等症。又入肺经，苦温性燥，祛痰止咳，治疗痰多黏稠、咳吐不爽或外感风寒、咳嗽痰多。又擅长疏通气血之壅滞而消散痈肿，用于痈疽疮毒、乳房肿痛，内服、外用均有疗效。

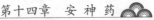

【用法用量】煎服，3~10g。

【使用注意】实热或痰火内盛者，以及有胃溃疡或胃炎者慎用。

第十五章

平肝息风药

凡能平肝潜阳或息风止痉，常用以治疗肝阳上亢或肝风内动病证的药物，称平肝息风药。

平肝息风药均入肝经，<u>多为动物药及矿石类药物</u>，具有平肝潜阳、息风止痉之主要功效。部分药以其质重、性寒沉降之性。主要适用于以下病症。

1. <u>肝阳上亢证</u>，症见头晕目眩等。

2. <u>肝风内动，痉挛抽搐等证。</u>

3. 某些平肝息风药还兼有镇惊安神、清肝明目、降逆、凉血及祛风通络等功效，又可用治心神不宁、目赤肿痛、呕吐、呃逆、喘息、血热出血，以及风中经络之口眼㖞斜、风湿痹痛等证。

本类药物有性偏寒凉或性偏温燥的不同，故应区别使用。若脾虚慢惊者，不宜寒凉之品；阴虚血亏者，当忌温燥之药。

根据平肝息风药功效主治的差异，<u>可分为平抑肝阳药和息风止痉药两类。</u>

★石决明　Shíjuémíng

《名医别录》

速记歌诀

决明咸寒，平肝清热，
明目宜煅，制酸先煎。

【性能】咸，寒。归肝经。
【功效】平肝潜阳，清肝明目。
【应用】

功效	主治
平肝潜阳	肝阳上亢，头痛眩晕
清肝明目	目赤翳障，视物昏花，青盲雀目
补充：收敛，制酸，止痛，止血	胃酸过多之胃脘痛，外伤出血

解析：石决明咸寒清热，质重潜阳，专入肝经，而有清泄肝热、镇潜肝阳、利头目之效，为凉肝、镇肝之要药，又兼有滋养肝阴之功，故对肝肾阴虚、阴不制阳之肝阳眩晕，尤为适宜。本品清肝火、益肝阴又能明目退翳，为治目疾常用药，凡目赤肿痛、翳膜遮睛、视物昏花等目疾，不论虚实，均可应用，而多用于血虚肝热之羞明、目暗、青盲等。此外，煅石决

明还有收敛、制酸、止痛、止血等作用，可治疗胃酸过多之胃脘痛、外伤出血等。

【用法用量】煎服，6~20g，打碎先煎。平肝、清肝宜生用，外用点眼宜煅用、水飞。

【使用注意】本品咸寒易伤脾胃，故脾胃虚寒，食少便溏者慎用。

【鉴别用药】

药名	共性功效	个性 / 作用特点
石决明	均清肝明目，用治目赤肿痛、翳障等偏于肝热者	咸寒质重，凉肝镇肝，滋养肝阴，无论实证、虚证之目疾均可应用，多用于血虚肝热之羞明、目暗等
决明子		苦寒，偏重清泻肝火而明目，多用于肝经实火之目赤肿痛
石决明	贝类咸寒，能平肝潜阳，清肝明目，用治肝阳上亢、肝经有热之头痛、眩晕、耳鸣及肝热目疾，目昏翳障等症	清肝明目力强，兼滋养肝阴，尤适宜于血虚肝热之羞明、目暗、青盲等目疾，及阴虚阳亢之眩晕、耳鸣等证
珍珠母		又入心经，镇惊安神，多用于失眠、烦躁、心神不宁等

○珍珠母 Zhēnzhūmǔ

《本草图经》

速记歌诀

珍珠母寒，平肝安神，
明目退翳，敛疮孕慎。

【性能】咸，寒。归肝、心经。

【功效】平肝潜阳，安神定惊，明目退翳。

【应用】

功效	主治
平肝潜阳	肝阳上亢，头痛眩晕
安神定惊	心神不宁，惊悸失眠
明目退翳	目赤翳障，视物昏花
补：燥湿收敛 制酸止痛	湿疮瘙痒 胃、十二指肠球部溃疡

解析：珍珠母咸寒入肝，似石决明平肝潜阳、清泻肝火，适用于肝阴不足、肝阳上亢所致的头痛眩晕、耳鸣、心悸失眠等症。又质重入心经，镇惊安神，治疗心悸失眠、心神不宁。本品性寒，能清肝明目，又可养肝明目，治疗肝热目赤或肝虚目暗等。此外，本品研细末外用，能燥湿收敛，用治湿疮瘙痒、溃疡久不收口、口疮等症。用珍珠层粉内服制酸止痛，治疗胃、十二指肠壶腹部溃疡。

【用法用量】煎服，10~25g，宜打碎先煎。

或入丸、散剂。外用适量。

【使用注意】本品属镇降之品，故脾胃虚寒者及孕妇慎用。

★牡蛎　Mǔlì

（《神农本草经》）

牡蛎咸寒，潜阳安神，
软坚固肾，收敛制酸。

【性能】咸，微寒。归肝、胆、肾经。

【功效】平肝潜阳，重镇安神，软坚散结，收敛固涩，制酸止痛。

【应用】

功效	主治
平肝潜阳	肝阳上亢，眩晕耳鸣
重镇安神	心神不安，惊悸失眠
软坚散结	瘰疬痰核，癥瘕痞块
收敛固涩	滑脱诸证
制酸止痛	胃痛反酸

解析： 牡蛎入肝经，<u>似石决明能平肝潜阳兼益阴，</u>可治水不涵木，阴虚阳亢之头目眩晕，烦躁不安等。本品质重能镇，<u>安神常与龙骨相须为用，</u>治疗心神不安、惊悸怔忡、失眠多梦等症。又味咸软坚散结，治疗痰火郁结之痰核、瘰疬、瘿瘤、气滞血瘀的癥瘕积聚等。煅后有与煅龙骨相似的收敛固涩作用，通过不同配伍治疗自汗盗汗，与肾气不固之遗精滑精、崩漏

带下等滑脱之证。此外，煅牡蛎与海螵蛸、浙贝母共为细末治疗胃痛反酸。

【用法用量】煎服，9~30g，打碎先煎。收敛固涩、制酸止痛煅用，其他宜生用。

★代赭石 Dàizhěshí

《神农本草经》

速记歌诀

代赭苦寒，潜阳平肝，
止血宜煅，降逆呕喘。

【性能】苦，寒。归肝、心、肺、胃经。
【功效】平肝潜阳，重镇降逆，凉血止血。
【应用】

功效	主治
平肝潜阳	肝阳上亢，眩晕耳鸣
重镇降逆	呕吐，噫气，呃逆
	气逆喘息
凉血止血	血热吐衄，崩漏下血

解析：代赭石为矿石类药物，质重沉降，长于镇潜肝阳；又性味苦寒，善清肝火，为重镇潜阳常用之品，常与怀牛膝、生龙骨、生牡蛎、生白芍等滋阴潜阳药同用，治疗肝阳上亢所致的头目眩晕、目胀耳鸣等症，如镇肝熄风汤。本品质重性降，为重镇降逆要药，善降上逆之胃气，常与旋覆花、半夏、生姜等配伍治疗胃气上逆之呕吐、呃逆、噫气不止等，亦能降上逆之肺气而平喘。本品苦寒，入心肝血分而凉血止血，降气又善降火，尤适宜于气火上

逆、迫血妄行之出血证。

【用法用量】煎服，9~30g；宜打碎先煎。入丸散，每次1~3g。外用适量。降逆、平肝宜生用，止血宜煅用。

【使用注意】孕妇慎用。因含微量砷，故不宜长期服用。

○刺蒺藜 Cìjílí

（《神农本草经》）

速记歌诀

刺蒺藜温，平疏肝郁，
明目风痒，孕慎小毒。

【性能】辛、苦，微温；有小毒。归肝经。

【功效】平肝疏肝，祛风明目，止痒。

【应用】

功效	主治
平肝疏肝	肝阳上亢，头痛眩晕
	肝郁气滞，胸胁胀痛，乳闭胀痛
祛风明目	风热上攻，目赤翳障
止痒	风疹瘙痒，白癜风

解析：刺蒺藜味苦降泄，主入肝经，<u>平抑肝阳</u>，又能疏肝而散郁结，既用于肝阳上亢、头晕目眩，又治疗肝郁气滞、胸胁胀痛或肝郁乳汁不通、乳房作痛。本品味辛，又疏散肝经风热而明目退翳，<u>为祛风明目要药</u>。辛散苦泄，轻扬疏散，能祛风止痒，治疗血虚风盛、风疹瘙痒。

【用法用量】煎服，6~10g；或入丸、散剂。外用适量。

【使用注意】孕妇慎用。

第二节　息风止痉药

★羚羊角　Língyángjiǎo

（《神农本草经》）

速记歌诀

羚角咸寒，平肝息风，
清肝明目，解毒定惊。

【性能】咸，寒。归肝、心经。

【功效】平肝息风，清肝明目，清热解毒。

【应用】

功效	主治
平肝息风	肝风内动，惊痫抽搐
	肝阳上亢，头晕目眩
清肝明目	肝火上炎，目赤头痛
清热解毒	温热病壮热神昏，热毒发斑

解析： 羚羊角主入肝经，咸寒质重，善能清泄肝热、平肝息风、镇惊解痉。为治肝风内动、惊痫抽搐之要药，尤宜于热极生风所致者。本品味咸质重主降，有平肝潜阳之功，治肝阳上亢所致之头晕目眩、烦躁失眠等症。又善清泻肝火而明目，治疗肝火上炎之头痛、目赤肿痛等。入心肝二经，寒以胜热，而能气血两清、

清热凉血、泻火解毒，用于温热病壮热神昏、谵语躁狂等症。此外，能解热、镇痛。

【用法用量】煎服，1~3g。宜另煎 2 小时以上；磨汁或研粉服，每次 0.3~0.6 g。

【使用注意】本品性寒，脾虚慢惊者忌用。

★牛黄　Niúhuáng

《神农本草经》

牛黄清热，开窍豁痰，
热毒咽肿，息风凉肝。

【性能】苦，凉。归心、肝经。

【功效】凉肝息风，清心豁痰，开窍醒神，清热解毒。

【应用】

功效	主治
凉肝息风 清心豁痰 开窍醒神	热病神昏，中风痰迷
	小儿高热惊厥抽搐，癫痫发狂
清热解毒	咽喉肿痛，口舌生疮，牙痛，痈肿疔疮

解析：牛黄性凉入心经，其气芳香，<u>能清心热、祛痰、开窍醒神。</u>故用治温热病热入心包及中风阻闭心窍所致神昏谵语、高热烦躁、口噤、舌謇、痰涎壅塞等症，配伍麝香、冰片、黄连、栀子，即安宫牛黄丸。本品入心、肝二经，能清心凉肝，息风止痉，治疗小儿急惊风之壮热、神昏、惊厥抽搐等症。又性凉，<u>为清热解毒之良药，</u>用治火毒郁结之口舌生疮、咽喉肿痛、牙痛。

【用法用量】0.15~0.35g，多入丸、散用。外用适量，研末敷患处。

【使用注意】非实热证不宜用，孕妇慎用。

★钩藤　Gōuténg

《名医别录》

钩藤平肝，甘凉清热，
息风后下，最宜小儿。

【性能】甘，凉。归肝、心包经。

【功效】息风定惊，清热平肝。

【应用】

功效	主治
息风定惊	肝风内动，惊痫抽搐
清热平肝	头痛眩晕

解析：钩藤入肝、心包二经，有和缓的息风止痉作用，又能清泄肝热，尤宜于热极生风及小儿高热惊风症，如配伍天麻、全蝎、僵蚕等，治疗小儿急惊风，壮热神昏、手足抽搐，即钩藤饮子；如与羚羊角、白芍、菊花等配伍，治疗温热病热极生风，痉挛抽搐，即羚角钩藤汤。性凉，主入肝经，既能清肝热，又能平肝阳，故可用治肝火上攻或肝阳上亢之头胀头痛、眩晕，配伍天麻、石决明、怀牛膝、杜仲、茯神等，即天麻钩藤饮。此外，钩藤轻清疏泄而能清热透邪，用于风热外感，头痛。凉肝止惊，可治疗小儿惊啼。

【用法用量】煎服，3~12g；入煎剂宜后下。

★天麻 Tiānmá

《神农本草经》

天麻甘平，息风平肝，
眩晕要药，祛风痹痉。

【性能】甘，平。归肝经。

【功效】息风止痉，平抑肝阳，祛风通络。

【应用】

功效	主治
息风止痉	肝风内动，惊痫抽搐
平抑肝阳	肝阳上亢，头痛眩晕
祛风通络	肢体麻木，手足不遂，风湿痹痛

解析：本品主入肝经，功能息风止痉，且味甘质润，药性平和，可不论寒热虚实，配伍治疗各种病因之肝风内动，惊痫抽搐。既息肝风，又平肝阳，随证配伍治疗多种原因之眩晕、头痛，为治眩晕之要药，如与钩藤、石决明、牛膝等同用，治疗肝阳上亢之眩晕、头痛，即天麻钩藤饮；与半夏、茯苓、白术等同用，治疗风痰上扰之眩晕、头痛，痰多胸闷，即半夏白术天麻汤。又能祛外风、通经络、止痛，用治中风手足不遂、筋骨疼痛等。

【用法用量】煎服，3~10g。

【鉴别用药】

药名	共性		个性
	功效	作用特点	功效
羚羊角	均平肝息风、平肝潜阳，治疗肝风内动、肝阳上亢之证	性寒，清热力强，多用于高热神昏，热毒发斑等症	又清心解毒
钩藤		性凉，轻清透达，长于清热息风，用治小儿高热惊风轻证为宜	——
天麻		甘平质润，清热之力不及钩藤、羚羊角，但肝风内动、惊痫抽搐之寒热虚实皆可配伍应用	又祛风止痛

药名	共性功效	个性／作用特点
龙骨	均能重镇安神、平肝潜阳、收敛固涩，治疗心神不安、惊悸失眠、阴虚阳亢、头晕目眩及各种滑脱证	长于镇惊安神，收敛固涩强于牡蛎
牡蛎		长于平肝潜阳，又有软坚散结之功

▲地龙 Dilóng

《神农本草经》

速记歌诀

地龙咸寒，清热定惊，
通络利尿，降压喘平。

【性能】咸，寒。归肝、脾、膀胱经。
【功效】清热定惊，通络，平喘，利尿。
【应用】

功效	主治
清热定惊	高热惊痫，癫狂
通络	关节痹痛，半身不遂
平喘	肺热喘咳，哮喘
利尿	小便不利，尿闭不通
补充：降压	肝阳上亢型原发性高血压

　　解析：地龙性寒，既能息风止痉，又善于清热定惊，适用于热极生风所致的神昏谵语、痉挛抽搐及小儿惊风，或癫痫、癫狂等症。本品性走窜，善于通行经络，适用于多种原因导致的经络阻滞、血脉不畅、肢节不利之症，性寒清热，尤适用于热痹。本品性寒降泄，长于清肺平喘，用治邪热壅肺、肺失肃降之喘息不止，喉中哮鸣有声者，单用研末内服即效。本品咸寒走下入肾，能清热结而利水道，用于热

结膀胱，小便不通。此外，本品降压，常用治肝阳上亢型高血压病。

【用法用量】煎服，5~10g。鲜品 10~20g。研末吞服，每次 1~2g。外用适量。

▲全蝎 Quánxiē

《蜀本草》

速记歌诀

全蝎辛平，息风镇痉，
以毒攻毒，通络痛平。

【性能】辛，平；有毒。归肝经。

【功效】息风镇痉，攻毒散结，通络止痛。

【应用】

功效	主治
息风镇痉	痉挛抽搐
攻毒散结	疮疡肿毒，瘰疬结核
通络止痛	风湿顽痹，顽固性偏正头痛

解析：全蝎主入肝经，性善走窜，既平息肝风，又搜风通络，息风止痉效佳，为治痉挛抽搐之要药。本品味辛散结，以毒攻毒，治疗诸疮肿毒，多作外敷用。本品为虫类，善搜风，治疗久痹、顽痹。又通络而止痛，单味研末吞服即治疗偏正头痛；配伍天麻、蜈蚣、川芎、僵蚕同用，则其效更佳。

【用法用量】煎服，3~6g。研末吞服，每次0.6~1g。外用适量。

【使用注意】本品有毒，用量不宜过大。孕妇禁用。

▲蜈蚣 Wúgōng

（《神农本草经》）

速记歌诀

蜈蚣辛温，镇痉攻毒，
通络痛止，全蝎常须。

【性能】辛，温。有毒。归肝经。

【功效】息风镇痉，攻毒散结，通络止痛。

【应用】

功效	主治
息风镇痉	痉挛抽搐
攻毒散结	疮疡肿毒，瘰疬结核
通络止痛	风湿顽痹，顽固性头痛

解析：蜈蚣性温，性善走窜，通达内外，为息风要药，比全蝎搜风定搐力更强，常与全蝎同用，治疗各种原因引起的痉挛抽搐。本品以毒攻毒，外敷恶疮肿毒。通络止痛功效亦与全蝎相似，治疗风湿痹痛、痛势剧烈者。又与天麻、川芎、僵蚕等同用，治疗久治不愈之顽固性头痛或偏正头痛。

【用法用量】煎服，3~5g。外用适量。

【使用注意】本品有毒，用量不宜过大。孕妇忌用。

【鉴别用药】

药名	共性功效	个性／作用特点
全蝎	息风镇痉、解毒散结、通络止痛，常相须为用	性平，息风镇痉，攻毒散结之力不及蜈蚣
蜈蚣		性温，力猛性燥，善走窜通达，息风镇痉功效较强

▲ 僵蚕 Jiāngcán

(《神农本草经》)

速记歌诀

僵蚕咸平，止痉化痰，
内外风热，散结痛安。

【性能】咸、辛，平。归肝、肺、胃经。
【功效】息风止痉，祛风止痛，化痰散结。
【应用】

功效	主治
息风止痉	肝风夹痰，惊痫抽搐
祛风止痛	风中经络，口眼㖞斜
	风热头痛，目赤咽痛，风疹瘙痒
化痰散结	瘰疬痰核，痄腮

解析：僵蚕咸辛平，入肝、肺二经，既能息风止痉，又能化痰定惊，对惊风、癫痫而夹痰热者尤为适宜。味辛行散，能祛风、化痰、通络，常配伍全蝎、白附子，治疗风中经络、口眼㖞斜，如牵正散。本品辛散，入肝、肺二经，可祛外风、散风热、止痛痒，治疗肝经风热上攻之头痛、目赤肿痛、迎风流泪等症。又味咸软坚散结，兼可化痰，可单用为末治疗痰核、瘰疬。

【用法用量】煎服，5~10g。研末吞服，每次 1~1.5g；散风热宜生用，其他多制用。

第十六章

开窍药

　　凡以开窍醒神为主要功效，常用以治疗闭证神昏的药物，称为开窍药。因具辛香走窜之性，又称芳香开窍药。

　　心藏神，主神明，心窍开通则神明有主，神志清醒，思维敏捷。若心窍被阻，清窍被蒙，则神明内闭，神志昏迷，人事不省，治疗则须用辛香开通心窍之品。本类药味辛、其气芳香，善于走窜，皆入心经，具有通关开窍、启闭回苏、醒脑复神的作用。主要适用于以下病症。

　　1. 温病热陷心包、痰浊蒙蔽清窍之神昏谵语，以及惊风、癫痫、中风等猝然昏厥、痉挛抽搐等症。

　　2. 部分开窍药尚兼活血、行气、止痛、辟秽、解毒等功效，兼治血瘀、气滞疼痛，经闭癥瘕，目赤咽肿，痈疽疔疮等症。

　　开窍药辛香走窜，为救急、治标之品，且能耗伤正气，故只宜暂服，不可久用；因本类药物性质辛香，其有效成分易于挥发，内服多不宜入煎剂，只入丸剂、散剂服用。

★麝香 Shèxiāng

《神农本草经》

麝香辛温，开窍要药，
活血通经，肿消痛疗。

【性能】辛，温。归心、脾经。

【功效】开窍醒神，活血通经，消肿止痛。

【应用】

功效	主治
开窍醒神	闭证神昏
活血通经	血瘀经闭，癥瘕，心腹暴痛，头痛，跌打损伤，风寒湿痹，难产
消肿止痛	疮疡肿毒，瘰疬痰核，咽喉肿痛

解析：麝香气极香，辛温走窜之性甚烈，有很强的开窍通闭、辟秽化浊作用，为醒神回苏之要药，广泛用于各种原因所致之闭证神昏。本品又行血中之瘀滞，开经络之壅遏，通行十二经而止痛，可作为活血药治疗瘀血诸证和风湿痹痛，其走窜力达胞宫，又有催生下胎之效。本品辛香行散，消肿止痛，内服、外用治疗疮疡肿毒、瘰疬痰核、咽喉肿痛，因兼活血，以治疗热毒痈肿初起未溃者最宜。

【用法用量】煎服，0.03~0.1g，多入丸散用。外用适量。

【使用注意】孕妇禁用。

【鉴别用药】

药名	共性		个性
	功效	作用特点	功效
麝香	均为开窍醒神常用药，治疗热病神昏及中风痰迷常相须为用；又可消肿，用于热毒疮肿	性温而辛，芳香走窜力强，重在开窍，寒闭、热闭均可应用	辛行走窜，兼活血通经，可用于多种血瘀病症；又消肿止痛，治疗热毒痈肿初起
牛黄		性凉而苦，偏于清心豁痰定惊，故只宜热闭，用于痰热闭阻心窍之神昏，惊狂癫痫之证	性凉，兼息风止痉，可用于惊痫抽搐；兼清热毒，以热毒壅盛之疮疡肿毒最宜
冰片	开窍醒神，治疗热闭神昏；又消肿止痛、生肌敛疮，外用治疗疮疡肿毒；均入丸、散使用，不入煎剂	开窍力逊于麝香，凉开之品	兼清热止痛，又宜外用止痒、明目，善治疮疡肿痛和五官科病证
麝香		开窍力强，温开之品；治疮痈肿毒多以活血散结、消肿止痛功效为用	兼活血通经，用于多种血瘀病症

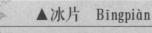 ▲冰片　Bīngpiàn

（《新修本草》）

速记歌诀

冰片苦寒，开窍丸散，
清热止痛，皮肤五官。

【性能】辛、苦，微寒。归心、脾，肺经。

【功效】开窍醒神，清热止痛。

【应用】

功效	主治
开窍醒神	闭证神昏
清热止痛	目赤肿痛，喉痹口疮
	疮疡肿痛，久溃不敛，烧烫伤
	胸痹心痛

解析：冰片辛香，开窍醒神似麝香但力较弱，二者常相须为用。本品性偏寒凉，为凉开之品，更宜用于热病神昏、痉厥等；苦寒，有清热止痛、泻火解毒、明目退翳之功，为五官科常用药，治疗目赤肿痛、口舌生疮等。又能清热解毒、防腐生肌，皮肤科常用冰片。此外，本品用治冠心病心绞痛及齿痛，有一定疗效。

【用法用量】0.15~0.3g，入丸散剂。外用研粉点敷患处。

【使用注意】孕妇慎用。

○苏合香　Sūhéxiāng

（《名医别录》）

苏合香温，寒闭神昏，
化浊辟秽，止痛祛寒。

【性能】辛，温。归心、脾经。

【功效】开窍醒神，辟秽，止痛。

【应用】

功效	主治
开窍醒神	寒闭神昏
辟秽 止痛	胸痹心痛，胸腹冷痛

　　解析： 苏合香辛香气烈，开窍醒神，与麝香相似而力稍逊，且长于温通、辟秽，为寒闭神昏之要药，治中风痰厥、猝然昏厥、惊痫见面青、身凉、苔白、脉迟。本品温通、走窜，又可收化浊开郁、祛寒止痛，治疗寒凝气滞、痰阻血瘀致胸痹心痛、脘腹冷痛。此外，本品温通散寒，为治疗冻疮的良药。

【用法用量】0.3~1g，宜入丸散剂。

★石菖蒲　Shíchāngpú

（《神农本草经》）

菖蒲辛温，开窍豁痰，
化湿开胃，聪耳益智。

【性能】辛，苦，温。归心、胃经。
【功效】开窍豁痰，醒神益智，化湿开胃。
【应用】

功效	主治
开窍豁痰	痰蒙清窍，神昏癫痫
醒神益智	健忘失眠，耳鸣耳聋
化湿开胃	脘痞不饥，噤口下痢

解析：石菖蒲辛开苦燥温通，芳香走窜，
开窍作用微弱，但兼具化湿、豁痰、辟秽之效，
擅长治疗痰浊秽浊蒙蔽之神昏。石菖蒲入心经，
开心窍，能醒神益智、聪耳明目。又善化脾胃
湿浊、行胃肠之气而消胀，故可治疗湿阻中焦、
脘腹痞满、湿热痢疾之噤口痢。

【用法用量】煎服，3~10g；鲜品加倍。外
用适量。

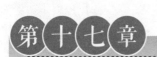

第 十 七 章

补 虚 药

凡能补虚扶弱，纠正人体气血阴阳虚衰的病理偏向，以治疗虚证为主的药物，称为补虚药。

本类药物能够扶助正气，补益精微。根据补虚药在性能、功效及主治方面的不同，本章一般分为补气药、补阳药、补血药及补阴药四类。

补虚药具有补虚扶弱作用，主要适用于以下病症。

1. 补虚药的补虚作用又有补气、补阳、补血与补阴的不同，分别主治气虚证、阳虚证、血虚证和阴虚证。

2. 有的补虚药还分别兼有祛寒、润燥、生津、清热及收涩等功效，还有其相应的主治病证。

使用补虚药，还要注意：一是防止不当补而误补；二要避免当补而补之不当；三是补虚药用于扶正祛邪，要分清主次，处理好祛邪与扶正的关系；四应注意补而兼行，使补而不滞。

★人参　Rénshēn

（《神农本草经》）

速记歌诀

> 人参四脏，温补元气，
> 安神益智，养血生津。

【性能】甘、微苦，微温。归肺、脾、心、肾经。

【功效】大补元气，复脉固脱，生津养血，补脾益肺，安神益智。

【应用】

功效	主治
大补元气 复脉固脱	元气虚脱证
补脾益肺	脾虚食少，肺虚咳喘，阳痿宫冷
生津养血	气虚津伤口渴，内热消渴
	气血亏虚，久病虚羸
安神益智	心气不足，惊悸失眠

解析：人参能大补元气，复脉固脱，为拯危救脱要药，用于因大汗、大泻、大失血或大病、久病所致元气虚极欲脱，脉微欲绝的重危

证候。本品补脏腑之气，<u>既为补脾要药，亦为补肺要药</u>，还能补益心气，其还有补益肾气作用。人参益气以生津、补气以生血，用于热病气津两伤、口渴、内热消渴、气血亏虚等证。

【用法用量】煎服，3~9g；挽救虚脱可用15~30g。也可研末吞服，每次2g，每日2次。

【使用注意】不宜与藜芦、五灵脂同用。

▲西洋参 Xīyángshēn

《增订本草备要》

速记歌诀

洋参甘凉,弱补元气;
气阴双补,清热生津。

【性能】甘、微苦,凉。归心、肺、肾经。

【功效】补气养阴,清热生津。

【应用】

功效	主治
补气养阴	气阴两脱证
清热生津	气虚津伤,口燥咽干,内热消渴

解析:西洋参补益元气作用弱于人参;其
药性偏凉,兼能清火养阴生津,适用于气阴两
脱证,常与麦冬、五味子等养阴生津、敛汗之
品同用。本品补肺气,兼养肺阴、清肺火,适
用于肺气虚及肺阴虚证之短气喘促、咳嗽痰少、
痰中带血等。又能清热、养阴生津,适用于热
伤气津、内热消渴之证。

【用法用量】煎服,3~6g,另煎兑服;入丸
散剂,每次0.5~1g。

【使用注意】本品不宜与藜芦同用。

★党参 Dǎngshēn

（《增订本草备要》）

速记歌诀

党参甘平，补气养血，
健脾益肺，扶正祛邪。

【性能】甘，平。归脾、肺经。

【功效】健脾益肺，养血生津。

【应用】

功效	主治
健脾益肺	脾肺气虚证
养血生津	气血两虚证
	气津两伤证
	气血不足，面色萎黄，心悸气短，气津两伤，气短口渴，内热消渴

　　解析：党参性味甘平，主归脾、肺二经，以补脾肺之气为主要作用，其健脾益肺与人参相似而力较弱，临床常用党参代替古方中的人参，用以治疗脾肺气虚、食少倦怠、咳嗽虚喘的轻证。本品兼能补血，常用于气虚不能生血，或血虚无以化气，而见面色苍白或萎黄、乏力、头晕、心悸等症的气血两虚证。本品对热伤气津之气短口渴、内热消渴，亦有补气生津作用，适用于气津两伤的轻证。此外，本品亦常与解表药、攻下药等祛邪药配伍，使攻邪而正气不伤。

【用法用量】煎服，9~30g。

【使用注意】不宜与藜芦同用。

【鉴别用药】

药名	共性		个性
	功效	作用特点	功效
人参	均能补益元气，用于脱证；均补脾肺心肾之气，主治四脏气虚之证；均补气生津，用气津两伤证	偏温，补气力最强，能大补元气，复脉固脱，单用即效	兼安神增智，常用于失眠，健忘
西洋参		偏凉，大补元气力弱于人参	兼能补阴，较宜于气阴不足而火盛者；多用于脾肺气阴两虚之证
人参	均补脾肺气、益气生津、益气生血及扶正祛邪，用于脾肺气虚、气津两伤证、血虚及气虚邪实之证	急症、重症仍以人参为宜，元气虚脱之证，应以人参急救虚脱	兼益气助阳，安神增智
党参		甘平缓和，药力薄弱，轻症和慢性疾病患者，可用党参加大用量代替人参，但不具有人参益气救脱之功；补气之功似人参而力缓，为肺脾气虚证的常用品	兼能补血

○太子参　Tàizǐshēn

《中国药用植物志》

童参甘平，益气健脾，
气阴双补，生津润肺。

【性能】甘、微苦、平。归脾、肺经。

【功效】益气健脾，生津润肺。

【应用】

功效	主治
益气健脾	脾气虚弱，胃阴不足证
	热病后期，气阴两伤证
生津润肺	肺燥干咳

解析：太子参性略偏寒凉，作用平和，多入复方作病后调补之药，属补气药中的清补之品。宜用于肺脾气阴两伤轻证，如脾虚体倦、食欲不振，或病后虚弱、气阴不足、自汗口渴而不宜温补者。又能生津、润肺燥，用于肺燥干咳。

【用法用量】煎服，9~30g。

★黄芪 Huángqí

（《神农本草经》）

速记歌诀

黄芪补气，固表升阳，
生津利水，托毒瘪行。

【性能】甘，微温。归脾、肺经。

【功效】补气升阳，固表止汗，利水消肿，生津养血，行滞通痹，托毒排脓，敛疮生肌。

【应用】

功效	主治
补气升阳 利水消肿	脾气虚证（中气下陷，水肿尿少，便血崩漏）
固表止汗	肺气虚证（表虚自汗）
生津养血	内热消渴
	血虚萎黄，气血两虚
行滞通痹	气虚血滞，半身不遂，痹痛麻木
托毒排脓 敛疮生肌	气血亏虚，痈疽难溃，久溃不敛

解析：黄芪甘温，善入脾胃，为补益脾气要药，补气之中善于升阳举陷，长于治疗脾气虚兼有中气下陷。为气虚水肿之要药，既能补脾益气治本，又能利尿消肿治标。本品入肺又能补益肺气，可用于肺气虚弱、咳喘日久、气短神疲者，补肺气尤宜于肺气虚卫气不固、表

虚自汗者。本品补气又生津止渴，治气虚津亏消渴。黄芪养血又通过补气而有助于生血。又能补气以行血，补气以通痹，治疗气虚血滞、筋脉失养的风湿痹证、中风后遗症。本品以其补气之功还能收托毒排脓，敛疮生肌。

【用法用量】煎服，9~30g。炙黄芪功能益气补中，用于气虚乏力，食少便溏等症。

【鉴别用药】

药名	共性		个性
	功效	作用特点	功效
人参	补气及补气生津、补气生血；常相须为用，能相互增强疗效	人参作用较强，被誉为补气第一要药	有益气救脱，安神增智，补气助阳之功
党参		补气之力较为平和，专于补益脾肺之气	兼补血
黄芪		长于补气升阳，尤宜于脾虚气陷及表虚自汗等证	兼益卫固表，托疮生肌，利水退肿

★白术 Báizhú

《神农本草经》

速记歌诀

白术苦温，健脾益气，
燥湿利水，胎动汗止。

【性能】甘、苦，温。归脾、胃经。
【功效】健脾益气，燥湿利水，止汗，安胎。
【应用】

功效	主治
健脾益气 燥湿利水	脾气虚证
止汗	气虚自汗
安胎	脾虚胎动不安

解析：白术甘苦性温，主归脾胃经，以健脾、燥湿为主要作用，被誉为"脾脏补气健脾第一要药"，广泛用于因脾运失健、水湿内生引起的脾虚食少、腹胀泄泻、痰饮眩悸、水肿、带下诸证。本品对于脾虚卫表不固者，作用与黄芪相似而力稍逊，常配伍同用。又能益气安胎，治疗脾虚气弱、胎动不安。

【用法用量】煎服，6~12g。炒用可增强补气健脾止泻作用。

【鉴别用药】

药名	共性		个性
	功效	作用特点	功效
白术	健脾与燥湿	以健脾益气为主，宜用于脾虚湿困而偏于虚证者	兼利尿、止汗、安胎
苍术		以苦温燥湿为主，宜用于湿浊内阻而偏于实证者	兼发汗解表、祛风湿及明目

▲山药 Shānyào

《神农本草经》

速记歌诀

山药甘平，三脏气阴，
入肺脾肾，敛涩生津。

【性能】甘，平。归脾、肺、肾经。
【功效】补脾养胃，生津益肺，补肾涩精。
【应用】

功效	主治
补脾养胃	脾虚证
生津益肺	肺虚证
补肾涩精	肾虚证

解析： 山药性味甘平力缓，药食同用，既补脾肺肾之气，又补脾肺肾之阴，为"平补三焦良药"，又略兼涩性。从而治疗脾虚食少，久泻不止，白带过多；肺虚咳喘，虚热消渴；肾虚遗精，带下，尿频等。

【用法用量】煎服，10~30g。麸炒可增强补脾止泻作用，用于脾虚食少，泄泻便溏，白带过多。

○白扁豆 Báibiǎndòu

《名医别录》

扁豆微温，化湿和中，
消暑吐泻，补脾炒用。

【性能】甘，微温。归脾、胃经。

【功效】健脾化湿，和中消暑。

【应用】

功效	主治
健脾化湿	脾气虚证
和中消暑	暑湿吐泻，胸闷腹胀

解析：白扁豆能补气健脾，兼能化湿，药性温和，补而不滞，适用于脾胃虚弱、食欲不振、大便溏泻、白带过多、暑多夹湿。本品性虽偏温，但无温燥助热伤津之弊，可用于夏日暑湿伤中，脾胃不和所致暑湿吐泻，如与香薷、厚朴配伍，治疗暑月乘凉饮冷，外感于寒，内伤于湿之"阴暑"，即香薷散（《太平惠民和剂局方》）。

【用法用量】煎服，9~15g。炒后可增强其健脾止泻作用，故用于脾虚泄泻及作散剂服用时宜炒。

★甘草 Gāncǎo

(《神农本草经》)

速记歌诀

甘草补气，心脾炙服，
缓急和药，祛痰解毒。

【性能】甘，平。归心、肺、脾、胃经。

【功效】补脾益气，清热解毒，祛痰止咳，缓急止痛，调和诸药。

【应用】

功效	主治
补脾益气	脾气虚证
	心气不足，脉结代，心动悸
清热解毒	痈肿疮毒，咽喉肿痛
祛痰止咳	咳喘痰多
缓急止痛	脘腹、四肢挛急疼痛
调和诸药	缓解药物毒性、烈性

解析：甘草味甘补虚，炙补生泻，一能补益脾气，二能补益心气，益气复脉。生甘草药性微寒，可清解热毒，用于多种热毒证，可解附子等多种药物或多种食物所致中毒。本品止咳兼能祛痰，略具平喘作用；味甘又能缓急止痛。本品在方剂配伍中发挥调和药性的作用，有"国老"之称。

【用法用量】煎服，2~10g。生甘草性微寒，可清热解毒；蜜炙甘草药性微温，功善补脾和胃，益气复脉。

【使用注意】不宜与海藻、京大戟、红大戟、芫花、甘遂同用。大剂量久服可导致水钠潴留，引起浮肿。

▲大枣 Dàzǎo

(《神农本草经》)

速记歌诀

大枣甘温，脾虚补中，
脏躁安神，缓和药用。

【性能】甘，温。归脾、胃、心经。

【功效】补中益气，养血安神。

【应用】

功效	主治
补中益气	脾气虚证
养血安神	妇人脏躁，失眠

解析：大枣甘温补脾益气，适用于脾虚食少、乏力便溏等症，单用有效。本品能养心安神，为治疗心失充养，心神无主而脏躁的要药，常与小麦、甘草等同用，如甘麦大枣汤（《金匮要略》）。此外，本品与部分药性峻烈或有毒的药物同用，有保护胃气，缓和其毒烈药性之效，如十枣汤（《伤寒论》）。

【用法用量】劈破煎服，6~15g。

○蜂蜜　Fēngmì

《神农本草经》

速记歌诀

蜂蜜补中，润燥肺肠，
缓急止痛，解毒敛疮。

【性能】甘，平。归肺、脾、大肠经。

【功效】补中，润燥，止痛，解毒；外用生肌敛疮。

【应用】

功效	主治
补中 止痛	脾气虚弱，脘腹挛急疼痛
润燥	肺燥干咳
	肠燥便秘
解毒	解乌头类药毒
外用：生肌敛疮	疮疡不敛，水火烫伤

解析：蜂蜜药食两用，宜补宜润。补：蜂蜜是富含营养成分的补脾益气药，多作为补脾益气丸剂、膏剂的赋形剂，或作为炮炙补脾益气药的辅料。润：能润肺止咳，补气益肺，补土以生金，治肺虚久咳及肺燥干证，单用有效。又润肠通便，治疗肠燥便秘。此外，本品与乌头类药物同煎，可降低其毒性。外用还可解毒

消疮,对溃疡、烧烫伤有解毒防腐,生肌敛疮之效。

【用法用量】煎服或冲服,15~30g。外用适量。

【使用注意】本品助湿壅中,又能润肠,故湿阻中满及便溏泄泻者慎用。

第二节　补阳药

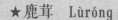

★ 鹿茸　Lùróng

（《神农本草经》）

鹿茸补阳，益精强骨，
缓增研末，固冲托毒。

【性能】甘、咸，温。归肾、肝经。

【功效】补肾阳，益精血，强筋骨，调冲任，托疮毒。

【应用】

功效	主治
补肾阳 益精血	肾阳虚衰，精血不足证
强筋骨	肾虚筋骨不健
调冲任	冲任虚寒，崩漏带下
托疮毒	疮疡塌陷不起或溃久不敛

解析：鹿茸甘温补阳，甘咸滋肾，能壮肾阳，兼益精血，强健筋骨，治疗肾阳不足、精血亏虚，而见阳痿遗精、宫冷不孕等。又常用于肾虚腰脊冷痛、筋骨痿软。本品补肾阳，益精血而兼固冲任，可治崩漏带下、虚损羸瘦。通过补阳气、益精血又可温补内托，治疗疮疡

久溃不敛、阴疽疮肿内陷不起。

【用法用量】研末冲服，1~2g。

【使用注意】服用本品宜从小量开始，缓缓增加，不可骤用大量，以免阳升风动，头晕目赤，或伤阴动血。凡热证均当忌服。

▲紫河车　Zǐhéchē

（《本草拾遗》）

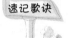

河车温肾，又益精血，
气血不足，虚劳喘绝。

【性能】甘、咸，温。归肺、肝、肾经。
【功效】温肾补精，益气养血。
【应用】

功效	主治
温肾补精	肾阳不足，精血亏虚证
益气养血	肺肾两虚之咳喘
	气血两虚证

解析：紫河车既能补肾阳益精血，又能补气养血，长于平补气血阴阳，可用于肾阳不足，精血亏虚诸证，单用有效，亦可与补益药同用。作为补气药，主要补脾肺之气，补气养血可用于产后乳汁缺少、面色萎黄消瘦、体倦乏力等气血不足诸证。补肺气而纳气平喘，用于肺肾两虚，久咳虚喘。

【用法用量】研末吞服，2~3g。
【使用注意】阴虚火旺不宜单独应用。

【鉴别用药】

药名	共性		个性
	功效	作用特点	功效
鹿茸	皆能补肾阳，益精血，为滋补强壮之要药	补阳力强，为峻补之品，用于肾阳虚之重证	且使阳生阴长，而用于精血亏虚诸证
紫河车		养阴力强，而使阴长阳生	兼能大补气血，用于气血不足，虚损劳伤诸证

★淫羊藿 Yínyánghuò

(《神农本草经》)

淫羊藿温，起痿壮阳，
阴虚不宜，风湿痹康。

【性能】辛、甘，温。归肾、肝经。

【功效】补肾阳，强筋骨，祛风湿。

【应用】

功效	主治
补肾阳 强筋骨	肾阳虚衰证
祛风湿	风寒湿痹，肢体麻木

解析：淫羊藿辛甘性温燥烈，长于补肾壮阳，单用有效，又能祛风除湿，为肾虚阳痿遗精、筋骨痿软、风湿痹痛常用之品。此外，现代用于肾阳虚之喘咳及妇女更年期高血压，有较好疗效。

【用法用量】煎服，6~10g。

【使用注意】阴虚火旺者不宜服。

▲巴戟天 Bājǐtiān

(《神农本草经》)

巴戟天温，肾阳不足，
祛风强骨，甘润痹除。

【性能】辛、甘，微温。归肾、肝经。

【功效】补肾阳，强筋骨，祛风湿。

【应用】

功效	主治
补肾阳	肾阳不足，阳痿遗精，宫冷不孕，月经不调，少腹冷痛
强筋骨 祛风湿	风湿痹痛，筋骨痿软

解析：巴戟天甘润，燥烈之性较缓，补肾助阳，兼强筋骨。适于肾阳不足所致阳痿遗精、宫冷不孕、月经不调、少腹冷痛诸证，又治疗风湿痹痛、筋骨痿软，对肾阳虚兼风湿之证为宜，多与补肝肾、祛风湿药同用。

【用法用量】煎服，3~10g。

【使用注意】阴虚火旺及有热者不宜服。

★杜仲 Dùzhòng

（《神农本草经》）

速记歌诀

杜仲甘温，炒用安胎，
肾虚腰痛，壮骨强筋。

【性能】甘，温。归肝、肾经。

【功效】补肝肾，强筋骨，安胎。

【应用】

功效	主治
补肝肾 强筋骨	肾虚腰痛
安胎	胎动不安

解析： 杜仲补肝肾、强筋骨，治疗肝肾不足、腰膝酸软、筋骨无力、头晕目眩，以治疗肾虚腰痛尤宜。又善于固冲任安胎，治疗肝肾亏虚、妊娠漏血、胎动不安，单用有效。此外，近年来单用或配伍夏枯草、桑寄生、菊花等治疗高血压病有较好效果。

【用法用量】煎服，6~10g。

【使用注意】炒用破坏其胶质有利于有效成分煎出，故比生用效果好。本品为温补之品，阴虚火旺者慎用。

★ 续断　Xùduàn

《神农本草经》

续断微温，补肾安胎，
续折强骨，炒用止崩。

【性能】苦、辛，微温。归肝、肾经。

【功效】补肝肾，强筋骨，续折伤，止崩漏。

【应用】

功效	主治
补肝肾 强筋骨	肝肾不足，腰膝酸软，风湿痹痛
续折伤	跌扑损伤
止崩漏	肝肾不足，崩漏经多，胎漏下血，胎动不安

解析：续断甘温助阳，补肝肾强筋骨，辛温行散，续折疗伤，用于肝肾不足、阳痿不举、遗精遗尿，及筋骨不健、风湿痹痛，又治疗跌打损伤、筋伤骨折，补而不滞，行而不泄，作用缓和，为肾虚诸证常用药，伤科常用药。本品补益肝肾，调理冲任，能固本安胎，可用于肝肾不足、崩漏不血、胎动不安等症。此外，本品活血祛瘀止痛，常配伍清热解毒药治疗痈肿疮疡，血瘀肿痛。

【用法用量】煎服，9~15g。

○肉苁蓉　Ròucōngróng

《神农本草经》

速记歌诀

肉苁蓉缓，温助肾阳。
又益精血，通便润肠。

【性能】甘、咸，温。归肾、大肠经。
【功效】补肾阳，益精血，润肠通便。
【应用】

功效	主治
补肾阳 益精血	肾阳不足，精血亏虚证
润肠通便	肠燥便秘

解析：肉苁蓉质润滋养，既甘温助阳，又益精血，<u>作用缓和从容，为补肾阳益精血之良药，</u>适于久服滋补。治疗肾阳不足，精血亏虚之阳痿不孕、腰膝酸软、筋骨无力等。本品甘咸质润入大肠，可润肠通便，用于津液耗伤或肾气虚弱所致大便秘结，如与当归、牛膝、泽泻等同用，即济川煎（《景岳全书》）。

【用法用量】煎服，6~10g。

【使用注意】本品能助阳、滑肠，故阴虚火旺及大便泄泻者不宜服。肠胃实热、大便秘结亦不宜服。

▲补骨脂 Bǔgǔzhī

《药性论》

速记歌诀

补骨脂温，壮阳固精，
五更泄泻，虚寒喘平。

【性能】苦、辛，温。归肾、脾经。

【功效】温肾助阳，纳气平喘，温脾止泻；
外用消风祛斑。

【应用】

功效	主治
温肾助阳	肾阳不足证
纳气平喘	肾虚作喘
温脾止泻	脾肾阳虚，五更泄泻
外用消风祛斑	白癜风，斑秃

解析：补骨脂苦辛温燥，善壮肾阳而兼有
涩性，固精缩尿又纳气平喘，治疗肾阳不足、
阳痿不孕、腰膝冷痛，肾虚之遗精滑精、遗尿
尿频，以及肾阳虚衰、肾不纳气之虚寒性喘咳。
本品又能暖脾阳而兼有涩性，温脾止泻。此外，
本品外用可治白癜风，斑秃。

【用法用量】煎服，6~10g。外用20%~30%
酊剂涂患处。

【使用注意】本品性质温燥，能伤阴助火，
故阴虚火旺及大便秘结者忌服。

▲益智仁　Yizhìrén

《本草拾遗》

速记歌诀

益智仁温，止泻固精，
脾肾俱补，多涎可平。

【性能】辛，温。归脾、肾经。

【功效】暖肾固精缩尿，温脾止泻摄唾。

【应用】

功效	主治
暖肾固精缩尿	肾虚遗尿
温脾止泻摄唾	脾寒泄泻，口多唾涎

解析： <u>益智仁温补中下二焦而兼有收涩之性，有重要的摄唾作用。</u>治疗肾虚遗尿，小便频数，遗精白浊，以及脾寒泄泻，腹中冷痛，口多唾涎。

【用法用量】煎服，3~10g。

【鉴别用药】

| 药名 | 共性 | | 个性 |
	功效	作用特点	功效
补骨脂	均能补肾助阳，固精缩尿，温脾止泻；二者常相须为用	助阳力强，作用偏于肾，长于补肾壮阳	兼能补肾阳而纳气平喘，治肾不纳气虚喘
益智仁		助阳力弱，作用偏于脾，长于温脾止泻	兼能开胃摄涎唾，治脾胃虚寒，口涎自流

★菟丝子 Tùsīzi

（《神农本草经》）

菟丝子平，补肾固精，
安胎泻止，祛风目明。

【性能】辛、甘，平。归肝、肾、脾经。

【功效】补益肝肾，固精缩尿，安胎，明目，止泻；外用消风祛斑。

【应用】

功效	主治
补益肝肾 固精缩尿	肝肾不足，腰膝酸弱，阳痿遗精，遗尿尿频
安胎	肾虚胎动不安
止泻	脾肾虚泻
明目	肝肾不足，目昏耳鸣
消风祛斑	白癜风

解析： 菟丝子辛以润燥，甘以补虚，助阳益精，不燥不腻，为平补阴阳之品，平补之中又具收涩之性。补肾阳、益肾精兼固精缩尿，安胎止泻，治疗肝肾不足、腰膝酸弱、阳痿遗精、遗尿尿频；肾虚胎元不固，胎漏，胎动不安；以及脾虚便溏。补肝肾益精血而明目，治疗肝肾不足、目昏耳鸣。此外，本品单用研末

蜜丸服亦可治肾虚消渴，<u>外用又可治白癜风</u>。

【用法用量】煎服，6~12g。外用适量。

【使用注意】本品为平补之药，但偏补阳，阴虚火旺，大便燥结、小便短赤者不宜服。

○沙苑子 Shāyuànzǐ

《本草衍义》

速记歌诀

沙苑子温，肝肾平补，
晕眩目暗，助阳精固。

【性能】甘，温。归肝、肾经。
【功效】补肾助阳，固精缩尿，养肝明目。
【应用】

功效	主治
补肾助阳 固精缩尿	肾虚腰痛，遗精早泄，遗尿尿频，白浊带下
养肝明目	肝肾不足，头晕目眩，目暗昏花

解析：沙苑子甘温补益，兼具涩性，<u>似菟丝子平补肝肾而以收涩见长</u>。配伍龙骨、牡蛎、莲子等治肾虚遗精滑泄，白带过多，如金锁固精丸（《医方集解》）。配伍枸杞子、菟丝子、菊花等，治疗肝肾不足、头晕目眩、目暗不明、头昏眼花。

【用法用量】煎服，9~15g。
【使用注意】本品为温补固涩之品，阴虚火旺及小便不利者忌服。

○蛤蚧 Géjiè

(《雷公炮炙论》)

速记歌诀

蛤蚧咸平，肺肾双补，
助阳精固，虚证喘舒。

【性能】咸，平。归肺、肾经。
【功效】补肺益肾，纳气平喘，助阳益精。
【应用】

功效	主治
补肺益肾 纳气平喘	肺肾不足，虚喘气促，痨嗽咳血
助阳益精	肾虚阳痿，遗精

解析：蛤蚧入肺肾二经，长于补肺气、助肾阳、定喘咳，<u>为肺肾虚喘之要药，治多种虚证喘咳，</u>如肺肾不足，虚喘气促，痨嗽咳血。本品质润不燥，又补肾助阳兼能益精养血，治疗肾虚阳痿、遗精，可单用浸酒服即效。

【用法用量】煎服，3~6g；多入丸散或酒剂。
【使用注意】风寒或实热咳喘忌服。

○冬虫夏草　Dōngchóngxiàcǎo

《《本草从新》》

速记歌诀

冬虫夏草，平补肺肾，
化痰止血，诸虚皆闻。

【性能】甘，平。归肾、肺经。
【功效】补肾益肺，止血化痰。
【应用】

功效	主治
补肾益肺	肾虚精亏，阳痿遗精，腰膝酸痛
止血化痰	久咳虚喘，劳嗽痰血

解析：冬虫夏草补肾阳、益精血，用治肾阳不足、精血亏虚之阳痿遗精、腰膝酸痛，可单用浸酒服。又质润养肺阴、益肺气，为平补肺肾之佳品，兼化痰止血，最适于劳嗽咳血及肾虚阳痿之证。此外，补肾固本，补肺益卫，还可用于病后体虚不复或自汗畏寒。

【用法用量】煎汤或炖服，3~9g。
【使用注意】有表邪者不宜用。

第三节 补血药

★当归 Dāngguī

（《神农本草经》）

速记歌诀

当归补血，活血温散，
调经要药，肠润痛安。

【性能】甘、辛，温。归肝、心、脾经。

【功效】补血活血，调经止痛，润肠通便。

【应用】

功效	主治
补血活血	血虚诸证
调经止痛	血虚、血瘀证
	虚寒腹痛，风湿痹痛，跌扑损伤，痈疽疮疡
润肠通便	血虚肠燥便秘

解析： 当归甘温质润，长于补血，为补血之圣药。既补血，又活血调经止痛，可以广泛用于多种瘀血证，为补血活血、调经止痛之要药，治疗血虚、血瘀之月经不调，经闭痛经。本品补血活血，又辛行温通，散寒止痛，为活血行气要药。本品还可润肠通便，用治血虚肠燥便秘。

【用法用量】煎服，6~12g。酒当归活血通经，用于经闭痛经，风湿痹痛，跌扑损伤。

【使用注意】湿盛中满、大便泄泻者忌服。

★熟地黄　Shúdìhuáng

(《本草拾遗》)

速记歌诀

熟地补血，滋阴填髓，
炒炭止血，诸虚精亏。

【性能】甘，微温。归肝、肾经。

【功效】补血滋阴，益精填髓。

【应用】

功效	主治
补血滋阴	血虚诸证
	肝肾阴虚诸证
益精填髓	肾精亏虚证

解析：熟地黄甘温质润，补阴益精以生血，为养血补虚之要药，治疗血虚萎黄、心悸怔忡、月经不调等。本品质润入肾，善滋补肾阴，填精益髓，为补肾阴之要药。本品又有较强的填补精髓作用，用治肝肾不足、精血亏虚等。此外，熟地黄炭能止血，可用于崩漏等血虚出血证。

【用法用量】煎服，9~15g。

【使用注意】本品性质黏腻，有碍消化，凡气滞痰多、脘腹胀痛、食少便溏者忌服。重用久服宜与陈皮、砂仁等同用，防止黏腻碍胃。

★白芍 Báisháo

《神农本草经》

白芍酸寒，柔肝平肝，
养血缓痛，调经敛汗。

【性能】苦、酸，微寒。归肝、脾经。

【功效】养血调经，敛阴止汗，柔肝止痛，平抑肝阳。

【应用】

功效	主治
养血调经	血虚证
敛阴止汗	自汗，盗汗
柔肝止痛	胁痛，腹痛，四肢挛急疼痛
平抑肝阳	肝阳上亢证

解析：白芍味酸，主入肝经，能收敛肝阴以养血，补血作用缓和，治疗血虚萎黄、月经不调。本品酸敛肝阴，养血柔肝而止痛，用于治疗肢体或内脏、脘腹、胁肋的痉挛性疼痛。本品养血敛阴、平抑肝阳，为治肝阳上亢、头痛眩晕常用药。

【用法用量】煎服，6~15g。

【使用注意】阳衰虚寒之证不宜用。不宜与藜芦同用。

【鉴别用药】

药名	共性		个性
	功效	作用特点	功效
白芍	皆味苦性寒，能止痛，用于疼痛病证	长于养血柔肝，缓急止痛，主治肝阴不足，血虚肝旺，肝气不舒所致的胁肋疼痛、脘腹四肢拘挛作痛	兼养血调经，敛阴止汗，平抑肝阳，主治血虚阴亏，肝阳偏亢诸证及自汗，盗汗证
赤芍		长于活血祛瘀止痛，主治血滞诸痛证，能清热凉血，最宜血热瘀滞者	兼清热凉血，活血散瘀，清泻肝火，血热，血瘀，肝火所致诸证

药名	共性功效	个性/作用特点
鲜地黄	均养阴生津，治疗阴虚津亏诸证	甘苦大寒，滋阴之力虽弱，但长于清热凉血，泻火除烦，多用于血热邪盛，阴虚津亏证
生地黄		生（干）地黄甘寒质润凉血之力稍逊但长于养心肾之阴，宜于血热阴伤及阴虚发热者
熟地黄		性味甘温，入肝肾而功专养血滋阴，填精益髓，凡真阴不足，精髓亏虚者皆用

★阿胶　Ējiāo

《神农本草经》

阿胶补血，黏腻止血，
滋阴润肺，烊化炒珠。

【性能】甘，平。归肺、肝、肾经。

【功效】补血滋阴，润燥，止血。

【应用】

功效	主治
补血	血虚诸证
滋阴	肾阴亏虚证
润燥	肺阴虚燥咳
止血	出血证

解析： 阿胶为血肉有情之品，甘平质润，为补血要药，又味甘质黏，为止血要药。多用治血虚萎黄、眩晕心悸、肌痿无力等血虚诸证，以及吐血尿血、便血崩漏、妊娠胎漏等出血证，最宜治疗出血而致血虚者，单用本品即效。滋阴而犹能润肺，主要用于阴虚肺燥、咳嗽咯痰，或者痰中带血。

【用法用量】煎服，3~9g，烊化兑服。润肺宜蛤粉炒，止血宜蒲黄炒。

【使用注意】本品黏腻，有碍消化。脾胃虚弱者慎用。

★何首乌 Héshǒuwū

（《日华子本草》）

速记歌诀

首乌制补，精血肾肝。

筋强脂降，生用润肠。

【性能】苦、甘、涩，微温。归肝、心、肾经。

【功效】制何首乌：补肝肾，益精血，乌须发，强筋骨，化浊降脂。

生何首乌：解毒，消痈，截疟，润肠通便。

【应用】

功效	主治
补肝肾，益精血 乌须发，强筋骨	精血亏虚证
化浊降脂	高脂血症
解毒，消痈	疮痈，瘰疬，风疹瘙痒
截疟	久疟体虚
润肠通便	肠燥便秘

解析： 制何首乌功善补肝肾、益精血、乌须发、强筋骨，不燥不腻，补血又补精，为滋补佳品，治疗血虚萎黄、眩晕耳鸣、须发早白、腰膝酸软、肢体麻木、崩漏带下等。又化浊降

脂，<u>用于高脂血症</u>。<u>生何首乌治疗疟疾日久，气血虚弱</u>。解毒消痈散结，可治疗瘰疬结核，单用内服或外敷；或煎汤外洗治疗疮肿痒痛。又治疗老体弱之人精血亏虚，肠燥便秘。

【用法用量】煎服，制何首乌 6~12g，生何首乌 3~6g。

【使用注意】湿痰较重不宜用制何首乌，大便溏泄者不宜用生何首乌。

第四节 补阴药

★南沙参 Nánshāshēn

(《神农本草经》)

速记歌诀

南沙参寒，肺胃阴虚，
清润略逊，补气祛痰。

【性能】甘，微寒。归肺、胃经。

【功效】养阴清肺，益胃生津，化痰，益气。

【应用】

功效	主治
养阴清肺	肺阴虚证
益胃生津	胃阴虚证
化痰	肺燥痰黏
益气	热病后期

解析：南沙参甘润微寒，能补肺胃阴、润肺胃燥，亦能清肺胃热。润肺清肺之力均略逊于北沙参，但兼能化痰，宜于肺燥痰黏、咯痰不利者。又略能补脾肺之气，可气阴双补，尤宜于热病后期，气阴两虚而余热未清不受温补者。

【用法用量】煎服，9~15g。

【使用注意】不宜与藜芦同用。

★北沙参 Běishāshēn

《本草汇言》

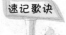速记歌诀

北沙参苦，肺胃阴亏，
生津清肺，燥咳热退。

【性能】甘、微苦，微寒。归肺、胃经。

【功效】养阴清肺，益胃生津。

【应用】

功效	主治
养阴清肺	肺阴虚证肺热燥咳，劳嗽痰血
益胃生津	胃阴虚证胃阴不足，热病津伤，咽干口渴

解析：北沙参甘润而偏于苦寒，能补肺胃阴，兼能清肺胃热。本品兼能生津止渴，用于胃阴不足、热病津伤、咽干口渴等证。

【用法用量】煎服，5~12g。

【使用注意】不宜与藜芦同用。

【鉴别用药】

药名	共性		个性
	功效	作用特点	功效
北沙参	养阴清肺，益胃生津，用于肺阴虚证和胃阴虚证	偏于养胃生津，清养肺胃作用稍强，多用于肺胃阴虚有热者	——
南沙参		偏于清肺祛痰，力逊于北沙参	兼益气及化痰作用，较宜于气阴两伤及燥痰咳嗽者

○百合 Bǎihé

（《神农本草经》）

速记歌诀

百合甘寒，润肺清心，
祛痰蜜炙，安神生品。

【性能】甘，寒。归肺、心经。
【功效】养阴润肺，清心安神。
【应用】

功效	主治
养阴润肺	阴虚燥咳，痨嗽咳血
清心安神	虚烦惊悸，失眠多梦，精神恍惚

解析：百合微寒，作用平和，补肺阴，清肺热之力不及北沙参，但兼有一定的止咳祛痰作用，用于阴虚肺燥有热之干咳少痰、咳血或咽干音哑等症，常配伍生地黄、玄参、川贝母治肺虚久咳，如百合固金汤。养心阴、清心热不及麦冬，但能安神，治虚热上扰所致百合病心肺阴虚内热证，症见失眠、心悸、神志恍惚，以及情绪不能自主等。

【用法用量】煎服，6~12g。清心安神宜生用，润肺止咳宜蜜炙用。

★麦冬 Màidōng

(《神农本草经》)

速记歌诀

麦冬甘寒，补肺胃心，
利咽润肠，除烦生津。

【性能】甘、微苦，微寒。归心、肺、胃经。

【功效】养阴润肺，益胃生津，清心除烦。

【应用】

功效	主治
养阴润肺	肺阴虚证
益胃生津	胃阴虚证
清心除烦	心阴虚证

解析：麦冬甘寒清润，善养肺阴，清肺热，兼利咽喉，适用于肺燥干咳、阴虚劳嗽、喉痹咽痛。养胃阴，清胃热，生津止渴，兼润肠通便，用于胃阴不足、津伤口渴、内热消渴、肠燥便秘等症。养心阴，清心热，略兼除烦安神，用于心阴虚有热之心烦及温病热扰心营，心烦失眠等症。

【用法用量】煎服，6~12g。

▲天冬 Tiāndōng

（《神农本草经》）

速记歌诀

天冬苦寒，养肺肾阴，
消渴便秘，润燥生津。

【性能】甘、苦，寒。归肺、肾经。

【功效】养阴润燥，清肺生津。

【应用】

功效	主治
养阴润燥清肺生津	肺阴虚证
	肾阴虚证
	内热消渴，肠燥便秘

解析：天冬甘润苦寒之性较强，养肺阴，清肺热的作用强于麦冬、玉竹等，适用于肺燥干咳、顿咳痰黏。本品能滋肾阴，兼能降虚火，适宜于肾阴亏虚之腰膝酸软及阴虚火旺之骨蒸潮热。本品还有一定益胃生津作用，兼清胃热，可用于内热消渴、热病伤津、咽干口渴、肠燥便秘之证。

【用法用量】煎服，6~12g。

【使用注意】脾胃虚寒，食少便溏及外感风寒咳嗽者忌服。

【鉴别用药】

药名	共性		个性
	功效	作用特点	功效
麦冬	能滋肺胃阴、润肺胃燥、清肺胃热；二药常相须为用	微寒，清火与润燥之力虽弱，但滋腻性亦较小	兼能养心安神，宜于心阴不足及心热亢旺
天冬		苦寒之性较甚，清火与润燥之力强于麦冬	兼且入肾滋阴，用于肾阴不足，虚火亢旺

▲石斛 Shíhú

(《神农本草经》)

速记歌诀

石斛甘寒，补胃肾阴，
虚火目暗，热病伤津。

【性能】甘，微寒。归胃、肾经。

【功效】益胃生津，滋阴清热。

【应用】

功效	主治
益胃生津	胃阴虚证，热病伤津证
滋阴清热	肾阴虚证

解析：石斛甘凉清润，主入胃肾，作用在中下二焦，长于滋养胃阴，清胃热生津止渴，主治热病津伤、口干烦渴、胃阴不足、食少干呕、病后虚热不退；又能滋肾阴、退虚热明目，为阴虚目暗良药，用于肾阴亏虚、目暗不明、筋骨痿软、阴虚火旺、骨蒸劳热等证。

【用法用量】煎服，6~12g；鲜用，15~30g。

▲玉竹　Yùzhú

《神农本草经》

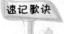

玉竹补阴，肺胃微寒，
阴虚外感，润燥和缓。

【性能】甘，微寒。归肺、胃经。

【功效】养阴润燥，生津止渴。

【应用】

功效	主治
养阴润燥	肺阴虚证
生津止渴	胃阴虚证

解析：玉竹甘润微寒，养肺阴，略能清肺热，适用于肺阴不足、燥热咳嗽，可配伍沙参、麦冬、桑叶等，即沙参麦冬汤，虽作用缓和，但不滋腻敛邪，善治阴虚外感，如加减葳蕤汤；本品又能养胃阴，清胃热，主治胃阴不足、咽干口渴、内热消渴。

【用法用量】煎服，6~12g。

○黄精 Huángjīng

《名医别录》

速记歌诀

黄精和缓，平补气阴，
入肺脾肾，黏腻助湿。

【性能】甘，平。归脾、肺、肾经。

【功效】补气养阴，健脾，润肺，益肾。

【应用】

功效		主治
补气养阴	健脾	脾虚阴伤证
	润肺	肺虚燥咳及肺肾阴虚的劳咳久咳
	益肾	肾精亏虚，内热消渴

解析：黄精甘平，长于平补上中下三焦气阴，常用于肺脾肾气阴亏虚，且作用和缓，适于久服滋补。能补益脾气以改善脾胃气虚，体倦乏力症状，因气阴双补，故阴不足、口干食少较为适宜。能养肺阴，益肺气，治疗肺金气阴两伤之干咳少痰，因本品不仅能补益肺肾之阴，而且能补益脾气脾阴，有补土生金、补后天以养先天之效，亦宜用于肺肾阴虚之劳嗽久咳。本品能补益肾精，改善精血不足、腰膝酸软、须发早白等早衰症状，并治疗内热。

【用法用量】煎服，9~15g。

【使用注意】本品性质黏腻，易助湿壅气，脾虚湿阻、痰湿壅滞，气滞腹满者不宜使用。

【鉴别用药】

药名	共性		个性
	功效	作用特点	功效
山药	甘平，主归肺、脾、肾三脏，气阴双补	长于补气健脾，不宜于脾虚便结者	兼有涩性，较宜于脾胃气阴两伤，食少便溏及带下等证
黄精		长于滋肾润燥，不宜于脾虚便溏者	——

▲枸杞子 Gǒuqǐzǐ

（《神农本草经》）

速记歌诀

枸杞甘平，肝肾阴虚，
平补精血，最善明目。

【性能】甘，平。归肝、肾经。

【功效】滋补肝肾，益精明目。

【应用】

功效	主治
滋补肝肾 益精明目	肝肾阴虚证

解析：枸杞子甘平质润，能滋肝肾之阴，<u>为平补肝肾精血之品</u>。治疗肝肾阴虚、虚劳精亏、腰膝酸痛、眩晕耳鸣、阳痿遗精，以及内热消渴、血虚萎黄。可单用本品熬膏服，还能明目。

【用法用量】煎服，6~12g。

○墨旱莲　Mòhànlián

《新修本草》

速记歌诀

旱莲甘寒，滋补肝肾，
凉血止血，发黑眉生。

【性能】甘、酸，寒。归肝、肾经。

【功效】滋补肝肾，凉血止血。

【应用】

功效	主治
滋补肝肾	肝肾阴虚证
凉血止血	阴虚血热的失血证

解析：墨旱莲能补益肝肾之阴，甘寒而略兼退虚热，适用于肝肾阴虚或阴虚内热所致须发早白、眩晕耳鸣、腰膝酸软等症。本品又能凉血止血，故尤宜于阴虚血热的出血证。可单用，或与生地黄、阿胶等滋阴凉血止血之品同用。

【用法用量】煎服，6~12g。外用适量。

○女贞子 Nǚzhēnzi

(《神农本草经》)

速记歌诀

女贞子凉，乌发明目，
阴虚有热，旱莲常须。

【性能】甘、苦，凉。归肝、肾经。
【功效】滋补肝肾，明目乌发。
【应用】

功效	主治
滋补肝肾 明目乌发	肝肾阴虚，眩晕耳鸣，腰膝酸软，须发早白，目暗不明，内热消渴，骨蒸潮热

解析：女贞子性偏寒凉，主入肝肾，补益肝肾之阴，兼退虚热，明目乌须，作用和缓，补而不腻，为肝肾阴亏有热之良药。适用于肝肾阴虚所致的眩晕耳鸣、腰膝酸软、须发早白、目暗不明、内热消渴、骨蒸潮热。常与墨旱莲配伍，即二至丸（《医方集解》）。

【用法用量】煎服，6~12g。生用补而兼清，酒制后增强补肝肾作用。

★龟甲 Guījiǎ

(《神农本草经》)

速记歌诀

龟甲咸寒，滋阴肾肝，
潜阳止血，骨健神安。

【性能】咸、甘，微寒。归肾、肝、心经。

【功效】滋阴潜阳，益肾强骨，养血补心，
固经止崩。

【应用】

功效	主治
滋阴潜阳	阴虚阳亢，阴虚内热，虚风内动
益肾强骨	肾虚筋骨痿软，囟门不合
养血补心	阴血亏虚，心虚健忘
固经止崩	阴虚血热，崩漏经多

解析：龟甲咸寒，主入肾肝，长于滋补肝
肾之阴，又平肝潜阳、清退虚热，为治阴虚阳
亢之要药。适用于肝肾阴虚所致诸证。本品又
能补肾而健骨，故多用于肾虚之筋骨不健、腰
膝酸软、步履乏力及小儿囟门不合诸证。本品
入于心肾，又可养血补心、安神定志，适用于
阴血不足，心肾失养之惊悸、失眠、健忘。此
外，本品还能止血，因其性偏寒凉，又长于滋
养肝肾，故尤宜于阴虚血热，冲任不固之崩漏、

月经过多。

【用法用量】煎服，9~24g。宜先煎。本品经砂炒醋淬后，有效成分更容易煎出；并除去腥气，便于制剂。

【使用注意】脾胃虚寒者忌服，孕妇慎服。

★鳖甲 Biējiǎ

《神农本草经》

速记歌诀

鳖甲咸寒，滋阴潜阳，
长于退热，软坚尤良。

【性能】咸，微寒。归肝、肾经。

【功效】滋阴潜阳，退热除蒸，软坚散结。

【应用】

功效	主治
滋阴潜阳 退热除蒸	阴虚发热，骨蒸劳热，阴虚阳亢，头晕目眩，虚风内动，手足瘛疭
软坚散结	癥瘕积聚

解析：鳖甲咸寒，主入肝经，亦能滋养肝肾之阴，功近龟甲而滋阴不及龟甲，但长于退热除蒸，适用于肝肾阴虚所致阴虚发热、骨蒸劳热、阴虚阳亢、头晕目眩、虚风内动、手足瘛疭诸证。本品味咸，还长于软坚散结。

【用法用量】煎服，9~24g。宜先煎。本品经砂炒醋淬后，有效成分更容易煎出；其可去其腥气，易于粉碎，方便制剂。

【鉴别用药】

药名	共性		个性
	功效	作用特点	功效
龟甲	均能滋阴潜阳；用于阴虚发热，阴虚阳亢，阴虚风动等证，常相须为用	长于滋阴	兼健骨，止血补血，养心安神
鳖甲		长于退虚热	兼软坚散结

第十八章

收涩药

　　凡以收敛固涩，用以治疗各种滑脱病证为主的药物称为收涩药，又称固涩药。

　　本类药物味多酸涩，性温或平，主入肺、脾、肾、大肠经。有敛耗散，固滑脱之功，即陈藏器所谓"涩可固脱"，李时珍所谓"脱则故而不收，故用酸涩药，以敛其耗散"之意。因而本类药物分别具有固表止汗、敛肺止咳、涩肠止泻、固精缩尿、收敛止血、收涩止带等作用。收涩药主要用于久病体虚、正气不固、脏腑功能衰退所致的自汗、盗汗、久咳虚喘、久泻久痢、遗精滑精、遗尿尿频、崩带不止等滑脱不禁的病证。

　　收涩药性涩敛邪，故凡表邪未解，湿热所致之泻痢、带下、血热出血，以及郁热未清者，均不宜用，误用有"闭门留寇"之弊。但某些收涩药除收涩作用之外，兼有清湿热、解毒等功效，则又当分别对待。

　　收涩药根据其药性及临床应用的不同，可分为固表止汗药、敛肺涩肠药、固精缩尿止带药三类。

第一节 固表止汗药

○麻黄根 Máhuánggēn

(《本草经集注》)

速记歌诀

麻黄根平，敛肺固表，
功专止汗，表邪忌用。

【性能】甘、涩，平。归心、肺经。

【功效】固表止汗。

【应用】

功效	主治
固表止汗	自汗，盗汗

解析：麻黄根甘平性涩，入肺经而能行肌表、实卫气、固腠理、闭毛窍，为敛肺固表止汗之要药。此外，本品外用配伍牡蛎共研细末，扑于身上，可治各种虚汗证。

【用法用量】煎服，3~9g。外用适量，研粉撒扑。

【使用注意】有表邪者忌用。

433

【鉴别用药】

药名	共性	个性 / 作用特点
麻黄	同出一源,均可治汗	以地上草质茎入药,能发汗,以发散表邪为用,临床上用于外感风寒表实证
麻黄根		以地下根及根茎入药,能止汗,以敛肺固表为用,为止汗之专药,可内服、外用于各种虚汗

○浮小麦 Fúxiǎomài

《本草蒙筌》

速记歌诀

浮小麦凉，甘益气阴，
固表止汗，劳热养心。

【性能】甘，凉。归心经。

【功效】固表止汗，益气，除热。

【应用】

功效	主治
固表止汗	自汗，盗汗
益气，除热	骨蒸劳热

解析： 浮小麦甘凉入心，能益心气、敛心液；轻浮走表，能实腠理，固皮毛，为养心敛液、固表止汗之佳品。本品又能益气阴、除虚热、治阴虚发热、骨蒸劳热等证，常与玄参、麦冬、生地黄、地骨皮等药同用。

【用法用量】煎服，15~30g；研末服，3~5g。

【使用注意】表邪汗出者忌用。

435

★五味子　Wǔwèizǐ

《神农本草经》

速记歌诀

五味子温，汗泻滑精，
益气生津，虚烦喘平。

【性能】酸、甘，温。归肺、心、肾经。
【功效】收敛固涩，益气生津，补肾宁心。
【应用】

功效	主治
收敛固涩	久咳虚喘，梦遗滑精，遗尿尿频，久泻不止，自汗，盗汗
益气生津	津伤口渴，内热消渴
补肾宁心	心悸失眠

解析：五味子味酸收敛，甘温而润，能上敛肺气，下滋肾阴，外可止汗，内可益气，收涩之中兼具补益作用，广泛用于虚而不固，散而不收之证，诸如久咳虚喘，肾虚精关不固之遗精滑精、遗尿尿频，脾肾虚寒之久泻不止、自汗、盗汗，尤为治疗久咳虚喘之要药。本品甘以益气，酸能生津，具有益气生津止渴之功，常配伍人参、麦冬治疗热伤气阴、汗多口渴，

即生脉散。本品又能补益心肾，宁心安神，用于阴血亏损、心神失养，或心肾不交之虚烦心悸、失眠多梦。

【用法用量】煎服，2~6g。

【使用注意】凡表邪未解，内有实热，咳嗽初起，麻疹初期，均不宜用。

★乌梅 Wūméi

《神农本草经》

乌梅酸涩，敛肺涩肠，
生津止血，安蛔尤良。

【性能】酸、涩，平。归肝、脾、肺、大肠经。

【功效】敛肺，涩肠，生津，安蛔。

【应用】

功效	主治
敛肺	肺虚久咳
涩肠	久泻久痢
生津	虚热消渴
安蛔	蛔厥呕吐腹痛
补充：固冲止漏	崩漏不止、便血

解析：乌梅味酸而涩，功善收敛，上能敛肺气，下能涩大肠。适用于肺虚久咳少痰或干咳无痰之证。亦为治疗久泻、久痢之常用药。蛔得酸则静，本品极酸，能安蛔止痛、和胃止呕，为安蛔之良药，配伍细辛、川椒、黄连，治疗蛔虫所致蛔厥病证，即乌梅丸。本品善能生津止渴，治疗虚热消渴，可单用煎服。此外，本品炒炭后，涩重于酸，收敛力强，能固冲止

漏，可用于崩漏不止、便血等。

【用法用量】煎服，6~12g，大剂量可用至30g。外用适量，捣烂或炒炭研末外敷。止泻止血宜炒炭用。

【使用注意】外有表邪或内有实热积滞者均不宜服。

○五倍子 Wǔbèizǐ

《本草拾遗》

速记歌诀

五倍子寒，汗泻滑精，
敛肺降火，止血敛疮。

【性能】酸、涩，寒。归肺、大肠、肾经。

【功效】敛肺降火、敛汗，涩肠止泻，固精止遗，止血，收湿敛疮。

【应用】

功效	主治
敛肺降火	咳嗽，咯血
敛汗	自汗，盗汗
涩肠止泻	久泻，久痢
固精止遗	遗精，滑精
止血	崩漏，便血痔血
收湿敛疮	湿疮，肿毒

解析： 五倍子酸涩收敛，性寒清降，以收中有泻见长，功能敛肺、涩肠、敛汗、固肾，适于多种虚而不固、散而不收之证。入于肺经，性寒清热，既敛肺止咳，又清肺降火，适用于久咳及肺热咳嗽，兼能止血，尤宜于咳嗽咯血者。五倍子酸涩收敛，可止汗涩肠，涩精止遗，用于自汗、盗汗均可，可研末水调敷肚脐处；

又常与诃子、五味子同用，治疗久泻久痢；<u>涩</u>
<u>精止遗是针对肾虚精关不固的遗精、滑精</u>而用。
本品有收敛止血作用，止血适应证较广，可治
崩漏、便血、痔血等。外用还能收湿敛疮，且
有解毒消肿之功。治湿疮流水、溃疡不敛、疮
疖肿毒、肛脱不收、子宫下垂等，可单味或配
合枯矾研末外敷或煎汤熏洗。

【用法用量】煎服，3~6g；入丸散服，每次
1~1.5g。外用适量；研末外敷或煎汤熏洗。

【使用注意】湿热泻痢者忌用。

【鉴别用药】

| 药名 | 共性 | | 个性 |
	功效	作用特点	功效
五倍子	敛肺止咳止汗 固精止遗涩肠止泻	敛肺之中又有清肺降火及收敛止血之功，用于肺热痰嗽及咳嗽咯血	止血 收湿敛疮
五味子		收涩之中兼具补益作用，用于肺肾二虚之虚喘及肾虚精关不固之遗精滑精	益气生津 补肾宁心

▲诃子　Hēzǐ

《药性论》

速记歌诀

诃子酸平，敛肺涩肠，
久泻虚喘，开音功良。

【性能】苦、酸、涩，平。归肺、大肠经。

【功效】涩肠止泻，敛肺止咳，降火利咽。

【应用】

功效	主治
涩肠止泻	久泻久痢，便血脱肛
敛肺止咳 降火利咽	肺虚喘咳，久嗽不止，咽痛音哑

解析： 诃子酸涩，性善收敛，上能敛肺，下涩大肠。善能涩肠止泻，为治疗久泻、久痢之常用药物。本品既收又降，既能敛肺下气止咳，又能清肺利咽开音，生用清火开音，为治失音之要药。

【用法用量】煎服，3~10g。涩肠止泻宜煨用，敛肺清热、利咽开音宜生用。

【使用注意】凡外有表邪、内有湿热积滞者忌用。

▲肉豆蔻 Ròudòukòu

(《药性论》)

速记歌诀

肉豆蔻温，行气止痛，
虚寒痢止，煨熟去油。

【性能】辛，温。归脾、胃、大肠经。

【功效】涩肠止泻，温中行气。

【应用】

功效	主治
涩肠止泻	脾胃虚寒，久泻不止
温中行气	胃寒气滞，脘腹胀痛，食少呕吐

解析： 肉豆蔻辛温而具涩性，入中焦能暖脾胃，入大肠功善涩肠，为治疗虚寒性泻痢之要药。本品辛香温燥，又能温中理脾、行气止痛，治胃寒气滞、脘腹胀痛、食少呕吐等证。

【用法用量】煎服，3~10g。内服须煨熟去油用。

【使用注意】湿热泻痢者忌用。

○赤石脂　Chìshízhī

（《神农本草经》）

速记歌诀

赤石脂温，收敛止崩，
久泻脓血，敛疮肌生。

【性能】甘、酸、涩，温。归大肠、胃经。

【功效】涩肠止泻，收敛止血，生肌敛疮。

【应用】

功效	主治
涩肠止泻	久泻久痢
收敛止血	便血，崩漏
生肌敛疮	疮疡久溃

　　解析： 赤石脂甘温调中，味涩质重，入于胃肠，专于收敛固涩，重在止泻，尚可止血，为久泻久痢、下痢脓血之常用药物。本品味涩能收敛止血，质重入于下焦，而以崩漏、便血者多用。本品外用能收湿敛疮生肌，治疮疡久溃不敛，湿疮脓水浸淫。此外，外用亦治外伤出血。

　　【用法用量】煎服，9~12g，先煎。外用适量，研细末撒患处。

　　【使用注意】湿热积滞泻痢者忌服。孕妇慎用。不宜与肉桂同用。

★山茱萸　Shānzhūyú

（《神农本草经》）

速记歌诀

萸肉酸温，平补阴阳，
遗精消渴，敛汗固脱。

【性能】酸、涩，微温。归肝、肾经。
【功效】补益肝肾，收涩固脱。
【应用】

功效	主治
补益肝肾	眩晕耳鸣，腰膝酸痛，阳痿
	内热消渴
收涩固脱	遗精滑精，遗尿尿频
	月经过多，崩漏带下
	大汗虚脱

　　解析：山茱萸甘酸温润，其性温而不燥，补而不峻，既能益精，又可助阳，为平补阴阳之要药，补益肝肾又治内热消渴。本品于补益之中又具封藏之功，长于固涩下焦，为固精止遗之要药，治疗肾虚精关不固之遗精、滑精者；入于下焦，能补肝肾、固冲任以止血，治妇女

肝肾亏损，冲任不固之崩漏及月经过多。本品酸涩性温，能收敛止汗，固涩滑脱，为防止元气虚脱之要药，用于大汗不止，体虚欲脱。

【用法用量】煎服，6~12g，急救固脱可用至 20~30g。

【使用注意】素有湿热而致小便淋涩者不宜应用。

▲覆盆子 Fùpénzi

(《名医别录》)

速记歌诀

覆盆子温，滋养肝肾，
固精明目，缩尿尤良。

【性能】甘、酸，温。入肝、肾、膀胱经。

【功效】益肾固精缩尿，养肝明目。

【应用】

功效	主治
益肾固精缩尿	遗精滑精，遗尿尿频，阳痿早泄
养肝明目	肝肾不足，目暗昏花

解析：覆盆子酸收甘补，主入肝肾，既收敛固涩，又滋养肝肾。常与枸杞子、菟丝子、五味子等同用，治肾虚遗精、滑精、阳痿、不孕，如五子衍宗丸（《丹溪心法》）。本品能益肝肾明目，可单用久服，治疗肝肾不足，目暗不明。

【用法用量】煎服，6~12g。

★桑螵蛸 Sāngpiāoxiāo

(《神农本草经》)

桑螵蛸平，起痿助阳，
白浊精泄，遗尿用良。

【性能】甘、咸，平。归肝、肾经。

【功效】固精缩尿，补肾助阳。

【应用】

功效	主治
固精缩尿	遗精滑精，遗尿尿频，小便白浊
补肾助阳	肾虚阳痿

解析：桑螵蛸甘咸性平，甘能补益，咸以入肾，补益兼可收涩，为补肾助阳、固精缩尿之良药。治疗肾虚不固之遗精滑精、遗尿尿频、小便白浊。本品又补肾助阳，治疗肾虚阳痿，常与鹿茸、肉苁蓉、菟丝子等药同用。

【用法用量】煎服，5~10g。

【使用注意】本品助阳固涩，故阴虚火旺，膀胱蕴热而小便频数者忌用。

▲海螵蛸 Hǎipiāoxiāo

《神农本草经》

速记歌诀

海螵蛸温，止血宜尝，
涩精止带，制酸敛疮。

【性能】咸、涩，温。归脾、肾经。

【功效】收敛止血，涩精止带，制酸止痛，收湿敛疮。

【应用】

功效	主治
收敛止血	吐血衄血，崩漏便血，外伤出血
涩精止带	遗精滑精，赤白带下
制酸止痛	胃痛吞酸
收湿敛疮	湿疹湿疮，溃疡不敛

解析：海螵蛸温涩收敛，主入肝肾，长于收敛止血、固涩下焦，适于多种出血及下元虚损不固之证。如收敛止血治崩漏，固精止带而治遗精滑精、赤白带下等。本品味咸而涩，能制酸止痛，为治疗胃脘疼痛、胃酸过多之佳品。外用能收湿敛疮，治湿疹湿疮、溃疡不敛，可单用研末外敷。

【用法用量】煎服，5~10g。外用适量，研末敷患处。

【鉴别用药】

药名	共性功效	个性 / 作用特点
桑螵蛸	均有固精止遗作用，治疗肾虚精关不固之遗精、滑精等证	固涩之中又能补肾助阳
海螵蛸		固涩力较强

▲莲子 Liánzǐ

《神农本草经》

速记歌诀

莲子甘平，归脾肾心，
涩精带泻，安神固精。

【性能】甘、涩，平。归脾、肾、心经。

【功效】补脾止泻，止带，益肾涩精，养心安神。

【应用】

功效	主治
补脾止泻	脾虚泄泻
止带	带下
益肾涩精	遗精滑精
养心安神	心悸失眠

解析：莲子甘平益心脾，味涩固肾精。甘可补脾，涩能止泻，既可补益脾气，又能涩肠止泻，如配伍党参、茯苓、白术治疗脾虚久泻，食欲不振，即参苓白术散。本品既补脾益肾，又固涩止带，其补涩兼施，为治疗脾虚、肾虚带下之常用之品。入肾经而能益肾固精，治肾虚精关不固之遗精、滑精。本品入于心肾，能养心血、益肾气，交通心肾而有安神之功，治心肾不交之虚烦、心悸、失眠。

【用法用量】煎服，6~15g，去心打碎用。

▲ 芡实 Qiànshí

《神农本草经》

芡实甘平，健脾补肾，
涩精带泻，除湿更优。

【性能】甘、涩，平。归脾、肾经。

【功效】益肾固精，补脾止泻，除湿止带。

【应用】

功效	主治
益肾固精	遗精滑精，遗尿尿频
补脾止泻	脾虚久泻
除湿止带	白浊，带下

解析：芡实甘涩收敛，善能益肾固精，为脾肾虚损、下元不固之良药。治疗肾虚不固之腰膝酸软、遗精滑精者，常与金樱子相须而用，如水陆二仙丹（《仁存堂经验方》）。又能健脾除湿，收敛止泻，用于脾虚湿盛，久泻不愈。本品能益肾健脾，收敛固涩，除湿止带，为治疗带下证之佳品，尤能治疗脾肾两虚之带下清稀、白浊。

【用法用量】煎服，9~15g。

【鉴别用药】

药名	共性		个性
	功效	作用特点	功效
芡实	同科属，均为甘涩平，归脾、肾经；能益肾固精，补脾止泻，止带，补中兼涩	作用偏于补脾，补力较强	兼养心安神
莲子		作用偏于补肾，补力较弱	兼除湿

第十九章

涌 吐 药

凡以促使呕吐为主要功效，常用以治疗毒物、宿食、痰涎等停滞在胃脘或胸膈以上所致病证为主的药物，称为涌吐药，又名催吐药。

本类药物味多酸苦辛，归胃经，具有涌吐毒物、宿食、痰涎的作用。适用于误食毒物，停留胃中，未被吸收；或宿食停滞不化，尚未入肠，胃脘胀痛；或痰涎壅盛，阻于胸膈或咽喉，呼吸急促；或痰浊上涌，蒙蔽清窍，癫痫发狂等证。涌吐药物的运用，属于"八法"中的吐法，旨在因势利导，驱邪外出，以达到治疗疾病的目的。

○常山　Chángshān

(《神农本草经》)

速记歌诀

常山有毒，涌吐痰涎，
酒制截疟，孕慎苦寒。

【性能】苦、辛，寒；有毒。归肺、肝、心经。

【功效】涌吐痰涎，截疟。

【应用】

功效	主治
涌吐痰涎	痰饮停聚，胸膈痞塞
截疟	疟疾

解析：常山辛开苦泄，善开泄痰结，其性上行，能引吐胸中痰饮，适用于痰饮停聚、胸膈壅塞、不欲饮食、欲吐而不能吐者，今已少用。本品善祛痰而截疟，为治疟之要药，适用于各种疟疾。

【用法用量】煎服，5~9g。涌吐可生用，截疟宜酒制用。治疟疾宜在寒热发作前半日或2小时服用。

【使用注意】本品有催吐不良反应，用量不宜过大；孕妇及体虚者慎用。

○瓜蒂　Guādì

（《神农本草经》）

速记歌诀

瓜蒂苦寒，催吐痰食，
湿热黄疸，研末吹鼻。

【性能】苦，寒；有毒。归胃经。

【功效】涌吐痰食，祛湿退黄。

【应用】

功效	主治
涌吐痰食	风痰，宿食停滞，食物中毒
祛湿退黄	湿热黄疸

　　解析：瓜蒂味苦涌泄，能催吐，凡宿食停滞胃脘或误食毒物，尚停留于胃者，皆可单用本品取吐。又能祛湿退黄，用于湿热黄疸，多单用本品研末吹鼻，令鼻中黄水出，引去湿热之邪。

　　【用法用量】煎服，2.5~5g；入丸、散服，每次 0.3~1g。外用适量；研末吹鼻，待鼻中流出黄水即可停药。

　　【使用注意】孕妇、体虚、吐血、咯血、胃弱及上部无实邪者忌用。

第二十章

攻毒杀虫止痒药

　　凡以攻毒疗疮，杀虫止痒为主要作用的药物，称为攻毒杀虫止痒药。

　　本类药物大多有毒，以外用为主，兼可内服。具有攻毒疗疮，解毒杀虫，燥湿止痒的功效。主要适用于外科、皮肤科、五官科病证，如疮痈疔毒，疥癣，湿疹湿疮，聤耳，梅毒及虫蛇咬伤等。

★雄黄 Xiónghuáng

《神农本草经》

速记歌诀

雄黄辛温，以毒攻毒，
外治疗肿，痰疟慎服。

【性能】辛，温；有毒。归肝、大肠经。

【功效】解毒杀虫，燥湿祛痰，截疟。

【应用】

功效	主治
解毒杀虫	痈肿疔疮，湿疹疥癣，蛇虫咬伤
燥湿祛痰 截疟	虫积腹痛，惊痫，疟疾

解析： 雄黄温燥有毒，外用或内服均可以毒攻毒而解毒杀虫疗疮，为外科所常用，治疗痈肿疔毒，可单用或入复方，且较多外用。本品内服现代临床已较少使用，传统用治虫积腹痛、惊痫、疟疾等。

【用法用量】0.05~0.1g，入丸散用。外用适量，熏涂患处。

【使用注意】内服宜慎，不可久服；孕妇禁用。

★硫黄 Liúhuáng

(《神农本草经》)

硫黄酸温，杀虫有毒，
疥疮要药，助阳丸服。

【性能】酸，温；有毒。归肾、大肠经。

【功效】外用解毒杀虫疗疮；内服补火助阳通便。

【应用】

功效	主治
外用解毒杀虫疗疮	疥癣，秃疮，湿疹，阴疽恶疮
内服补火助阳通便	阳痿足冷，虚喘冷哮，虚寒便秘

解析： 硫黄性温而燥，有解毒杀虫、燥湿止痒诸功效，为治疗疥疮要药。乃纯阳之品，入肾大补命门火而助元阳，可用于肾阳衰微、下元虚冷诸证。

【用法用量】外用适量，研末敷或加油调敷患处。内服 1.5~3g，炮制后入丸、散服。

【使用注意】孕妇慎用；不宜与芒硝、玄明粉同用；阴虚火旺者忌服。

【鉴别用药】

药名	共性		个性
	功效	作用特点	功效
雄黄	解毒杀虫，常外用于疥癣恶疮湿疹等	解毒疗疮力强，主治痈疽恶疮及虫蛇咬伤	兼燥湿，祛痰，截疟，可治虫积腹痛、哮喘、疟疾、惊痫等证
硫黄		杀虫止痒力强，多用于疥癣、湿疹及皮肤瘙痒，为疥疮要药	兼补火助阳通便，内服可治寒喘、阳痿、虚寒便秘等证

○白矾 Báifán

《神农本草经》

速记歌诀

白矾酸涩，燥湿杀虫，
久泻血止，癫狂痰壅。

【性能】酸、涩，寒。归肺、脾、肝、大肠经。

【功效】外用解毒杀虫，燥湿止痒；内服止血止泻，祛除风痰。

【应用】

功效	主治
解毒杀虫 燥湿止痒	湿疹，疥癣，脱肛，痔疮，疮疡，聤耳流脓
止血止泻	便血、衄血、崩漏，久泻久痢
祛除风痰	癫痫发狂

解析：白矾性燥酸涩，而善收湿止痒，尤宜治疮面湿烂或瘙痒者，又是治疗痔疮、脱肛、子宫脱垂的常用药；本品性涩，入肝经血分，能收敛止血止泻，可用治多种出血证和久泻久痢；白矾酸苦涌泄而能祛除风痰，治痰壅心窍癫痫发狂。

【用法用量】外用适量，研末撒布、调敷或化水洗患处。内服 0.6~1.5g，入丸、散服。

○蛇床子 Shéchuángzǐ

《神农本草经》

速记歌诀

蛇床子温，温肾壮阳。
杀虫燥湿，熏洗肤康。

【性能】辛、苦，温；有小毒。归肾经。

【功效】燥湿祛风，杀虫止痒，温肾壮阳。

【应用】

功效	主治
燥湿祛风 杀虫止痒	寒湿带下，湿痹腰痛
	阴痒，疥癣，湿疹瘙痒
温肾壮阳	肾虚阳痿，宫冷不孕

解析：蛇床子辛苦温燥，能杀虫止痒，为皮肤及妇科病常用药，且较多外用。本品性温热可助阳散寒，辛苦又能燥湿祛风，尤宜于治疗寒湿兼肾虚所致带下。本品内服、外用均能温肾壮阳，如《千金方》30首治肾虚阳痿精冷方中，用蛇床子者达半数以上。

【用法用量】煎服，3~10g。外用适量，多煎汤熏洗，或研末调敷。

【使用注意】阴虚火旺或下焦有湿热者不宜内服。

【鉴别用药】

药名	共性		个性
	功效	作用特点	功效
蛇床子	均止痒，治疗湿疮、湿疹、阴痒、带下	止痒尤宜于寒湿或虚寒所致者，并治疥癣	兼温肾壮阳，治阳痿、宫冷不孕及湿痹腰痛
地肤子		止痒尤宜湿热所致者	兼清热利湿，治小便不利、热淋涩痛

○土荆皮 Tǔjīngpí

（《本草纲目拾遗》）

速记歌诀

土荆皮温，止痒杀虫，
多种癣病，只供外用。

【性能】辛，温；有毒。归肺、脾经。

【功效】杀虫，疗癣，止痒。

【应用】

功效		主治
杀虫	止痒	体癣，手足癣，头癣
	疗癣	疥疮，湿疹，皮炎，皮肤瘙痒

解析： 土荆皮以外用治癣为主，可单用浸酒涂擦或研末加醋调敷。现多制成 10%~50% 的土槿皮酊，或配合水杨酸、苯甲酸等制成复方土槿皮酊外用。

【用法用量】外用适量，酒或醋浸涂擦，或研末调涂患处。

【使用注意】只供外用，不可内服。

○蜂房 Fēngfáng

《神农本草经》

蜂房甘平，攻毒杀虫，
祛风止痛，顽癣疮肿。

【性能】甘，平。归胃经。

【功效】攻毒杀虫，祛风止痛。

【应用】

功效	主治
攻毒杀虫	疮疡肿毒，乳痈，瘰疬，癌肿
祛风止痛	皮肤顽癣，鹅掌风，牙痛，风湿痹痛

解析：蜂房能攻毒杀虫，攻坚破积，为外科常用之品，可单用，但更常与解毒消肿生肌药配伍应用。本品质轻且性善走窜，能祛风止痛，可治风湿痹痛，或配全蝎、蜈蚣、土鳖虫各等份，研末为丸服；治牙痛可配细辛水煎漱口用。又治疗风疹瘙痒，皮肤顽癣。

【用法用量】煎服，3~5g。外用适量，研末用油调敷患处，或煎水漱口，或熏洗患处。

○蟾酥　Chánsū

（《药性本草》）

速记歌诀

蟾酥辛温，止痛攻毒，
醒神开窍，入丸慎服。

【性能】辛，温；有毒。归心经。

【功效】解毒，止痛，开窍醒神。

【应用】

功效	主治
解毒 止痛	痈疽疔疮，瘰疬，咽喉肿痛，牙痛
开窍醒神	中暑神昏，痧胀腹痛吐泻

解析：蟾酥有良好解毒消肿、麻醉止痛作用，可外用或内服。又辛温走窜，有辟秽化浊、开窍醒神之功，嗅之亦能催嚏，治疗伤于暑湿秽浊或饮食不洁而致痧胀腹痛，吐泻不止，甚至昏厥。

【用法用量】内服，0.015~0.03g，多入丸、散用。外用适量。

【使用注意】本品有毒，内服切勿过量；外用不可入目；孕妇忌用。

第二十一章

拔毒化腐生肌药

　　凡以外用拔毒化腐，<u>生肌敛疮为主要作用</u>的药物，称为拔毒化腐生肌药。

　　本类药物主要适用于痈疽疮疡溃后脓出不畅，或溃后腐肉不去，新肉难生，伤口难以生肌愈合之证，以及癌肿、梅毒；有些还常用于皮肤湿疹瘙痒，五官科的口疮、喉证、目赤翳障等。

★红粉 Hóngfěn

(《外科大成》)

速记歌诀

红粉拔毒，生肌去腐，
伍煅石膏，外用脓除。

【性能】辛，热；有大毒。归肺、脾经。
【功效】拔毒，除脓，去腐，生肌。
【应用】

功效	主治
拔毒，除脓，去腐，生肌	痈疽溃后，脓出不畅，腐肉不去，新肉难生

解析：红粉有良好的拔毒去腐排脓作用，治疗痈疽疔疮、梅毒下疳、一切恶疮、肉暗紫黑等，为仅外用的外科常用药之一。常与收湿敛疮的煅石膏同用，可随病情不同，调整二药用量比例，如红粉与煅石膏用量比为1∶9者称九一丹，拔毒力较轻而收湿生肌力较强，治溃疡后期，疮口不敛者；9∶1者称九转丹，拔毒提脓力强，治痈疽初溃，腐肉不去者。

【用法用量】外用适量。研极细粉单用或与他药配制成散剂或制成药捻蘸药粉使用。

【使用注意】本品有大毒，只可外用，不可内服；外用亦不可过量或久用；孕妇禁用。

○砒石 Pīshí

《日华子本草》

速记歌诀

砒石剧毒，去腐蚀疮，
寒痰癌肿，截疟杀虫。

【性能】辛，大热；有大毒。归肺、脾、肝经。

【功效】外用攻毒杀虫，蚀疮去腐；内服劫痰平喘，攻毒抑癌。

【应用】

功效	主治
攻毒杀虫 蚀疮去腐	恶疮，瘰疬，顽癣，牙疳，痔疮
劫痰平喘	寒痰哮喘
攻毒抑癌	癌症

解析：本品外用可攻毒杀虫，蚀死肌，去腐肉，虽可单用贴敷，因易中毒且引起剧烈疼痛，故多配其他药物以轻其剂缓其毒；本品味辛大热，内服能祛寒劫痰平喘，主治寒痰喘咳，久治不愈，可配淡豆豉为丸服；又以毒攻毒，现代用于治疗癌症。

【用法用量】外用适量，研末撒敷，宜作复方散剂或入膏药、药捻用。内服入丸、散服，每次 0.002~0.004g。

【使用注意】本品剧毒，内服宜慎；外用亦应注意，以防局部吸收中毒。孕妇忌服。不可作酒剂服。不宜与水银同用。

○炉甘石 Lúgānshí

（《本草品汇精要》）

速记歌诀

炉甘石平，收湿敛疮，
明目祛翳，眼外用良。

【性能】甘，平。归肝、脾经。

【功效】解毒明目退翳，收湿止痒敛疮。

【应用】

功效	主治
解毒明目退翳	目赤肿痛，睑弦赤烂，翳膜遮睛，胬肉攀睛
收湿止痒敛疮	溃疡不敛，脓水淋漓，湿疮瘙痒

解析：本品甘平无毒，可解毒明目退翳，收湿止泪止痒，为眼科外用常用药。如与玄明粉各等份为末点眼，治目赤暴肿，与海螵蛸、冰片为细末点眼，可治风眼流泪；又有生肌敛疮、收湿止痒、解毒诸功效，治疗溃疡不敛、脓水淋漓、湿疮瘙痒、眼睑溃烂等。

【用法用量】外用适量，研末撒布或调敷。水飞点眼、吹喉。

【使用注意】本品专供外用，不作内服。

○硼砂　Péngshā

（《日华子本草》）

速记歌诀

硼砂咸凉，清热解毒，
目翳咽肿，内服化痰。

【性能】甘，咸，凉。归肺、胃经。
【功效】外用清热解毒，内服清肺化痰。
【应用】

功效	主治
清热解毒	咽喉肿痛，口舌生疮，目赤翳障
清肺化痰	痰热咳嗽

　　解析：硼砂能清热解毒、消肿防腐，为喉科及眼科常用药，<u>且较多外用</u>。若与冰片、玄明粉、朱砂同用，可治咽喉、口齿肿痛，如冰硼散（《外科正宗》）。本品味咸性寒凉，内服可清肺化痰，较宜于痰热咳嗽并有咽喉肿痛者。

　　【用法用量】外用适量，研极细末干撒或调敷患处；或化水含漱。内服入丸、散用，1.5~3g。

　　【使用注意】本品以外用为主，内服宜慎。

08检